难病奇方系列丛书（第四辑）

小建中汤

总主编　巩昌镇　马晓北

编　著　刘晓谦　姜　文

中国医药科技出版社

内 容 提 要

　　本书从理论研究、临床应用和实验研究方面阐述小建中汤。上篇理论研究，主要讲述小建中汤的来源、组成、用法以及历代医家对小建中汤的认识、小建中汤的衍生方等。中篇临床应用，详细讲述了各科疾病和疑难病应用小建中汤、小建中汤衍生方的临床经验和病案。下篇实验研究，讲述小建中汤中单味药的化学成分、药理作用，并叙述了小建中汤全方的药理作用等。全书内容翔实，实用性强，适合广大中医学生，中医临床医生，中医爱好者参考。

图书在版编目（CIP）数据

　　小建中汤/刘晓谦，姜文编著. —北京：中国医药科技出版社，2013.1
　（难病奇方系列丛书. 第4辑）
　ISBN 978 - 7 - 5067 - 5780 - 5

　Ⅰ.①小… Ⅱ.①刘…②姜… Ⅲ.①小建中汤 - 研究 Ⅳ.①R286

　中国版本图书馆 CIP 数据核字（2012）第 262812 号

美术编辑　陈君杞
版式设计　郭小平

出版　　中国医药科技出版社
地址　　北京市海淀区文慧园北路甲 22 号
邮编　　100082
电话　　发行：010 - 62227427　邮购：010 - 62236938
网址　　www. cmstp. com
规格　　958×650mm $\frac{1}{16}$
印张　　9½
字数　　141 千字
版次　　2013 年 1 月第 1 版
印次　　2019 年 5 月第 3 次印刷
印刷　　三河市双峰印刷装订有限公司
经销　　全国各地新华书店
书号　　ISBN 978 - 7 - 5067 - 5780 - 5
定价　19.00 元

本社图书如存在印装质量问题请与本社联系调换

《难病奇方系列丛书》（第四辑）编委会

董继鹏　韩　曼　韩淑花　储　芹
路玉滨　薛　媛

分册编著

酸枣仁汤	杜　辉	刘　伟
普济消毒饮	周庆兵	巩昌靖
三仁汤	罗良涛	刘　伟
当归四逆汤	韩　曼	巩昌靖
真武汤	林伟刚	巩昌镇
知柏地黄丸	李　楠	刘　伟
青蒿鳖甲汤	周劲草	姜　文
增液汤	王玉贤	巩昌靖
香砂六君子汤	黄　凤	刘　伟
镇肝熄风汤	唐　杰	姜　文
炙甘草汤	罗成贵	刘　伟
膈下逐瘀汤	王佳兴	刘　伟
生化汤	代媛媛	姜　文
甘露消毒丹	韩淑花	巩昌靖
四逆汤	高占华	巩昌靖
独活寄生汤	闵　妍	刘　伟
右归丸	王景尚	巩昌镇
当归芍药散	王建辉	张　硕
导赤散	王　福	巩昌靖

身痛逐瘀汤	刘　灿	刘　伟
失笑散	陈冰俊	姜　文
半夏泻心汤	董继鹏	刘　伟
左归丸	王国为	巩昌镇
通窍活血汤	余志勇	姜　文
苓桂术甘汤	李宏红	刘　伟
一贯煎	何　萍	巩昌靖
平胃散	韦　云	巩昌靖
少腹逐瘀汤	王莹莹	杨　莉
小建中汤	刘晓谦	姜　文
麻杏石甘汤	张　晨	刘　伟
仙方活命饮	高　杰	赵玉雪

《难病奇方系列丛书》第四辑

前　言

　　《难病奇方系列丛书》新的一辑——第四辑又和大家见面了。

　　中医药是中华文明的一份宝贵遗产。在这份遗产中，中药方剂是一串串夺目璀璨的明珠，而那些百炼千锤、结构严谨、疗效可靠的经典名方则更是奇珍异宝。

　　几千年来，经典方剂跨越时代，帮助中华民族健康生息、祛病延寿。它们并未因时代的变迁而消失，也未因社会的发展而萎谢，更未因西医学的创新而被抛弃。恰恰相反，它们应时而进，历久弥新。一代一代的学者丰富了经典方剂的理论内涵，一代一代的医生扩展了经典方剂的应用外延，面对西医学的飞速发展，经典方剂依然表现出无限的生命力和宽广的适用性。

　　今天，经典方剂又跨越空间，走向世界，帮助全人类防病治病。在加拿大的中医诊所里，摆满了张仲景的《四逆汤》、《金匮肾气丸》，王清任的《血府逐瘀汤》、《少腹逐瘀汤》。走进英国的中医诊所，到处可见宋代《局方》的《四物汤》和《四君子汤》，张介宾的《左归丸》和《右归丸》。在美国的近两万家针灸和中医诊所里，各种各样的中医经典方剂，如《小柴胡汤》、《六味地黄丸》、《补中益气汤》和《逍遥散》等等，都是针灸师、中医师的囊中宝物。经典方剂已经成为世界各国中医临床医生的良师益友。他们学习应用这些方剂，疗效彰显，福至病家。

　　中医方剂的走向世界，也进一步使中医方剂的研究走进了西方的研究机构。中医中药的研究在澳大利亚悉尼大学的中澳中医研究中心已经展开。在英国剑桥大学中医中药实验室里，樊台平教授带领的团队对传统中医复方情有独钟。特别值得一提的是，在美国耶鲁大学医学院的实验室里，郑永齐教授的研究团队把黄芩汤应用到治疗肝癌、胰腺癌、直肠癌等疾病上。这个团队在临床前试验、一期临床试验、二期临床试验、三期临床试验方面步步推进，并对用黄芩汤与传统化疗药物结合以降低化疗药物的毒副作用和提高临床效果进行了周密的研究。这些研究证实了黄芩汤的经典应用，拓广了黄芩汤的现代应用范围，用西医学方法为这一经典方剂填补了一个丰富的注脚。他们十多年的精心临床研究结果广泛发表在美国《临床肿瘤学杂志》、《传统药物杂志》、《色谱学杂志》、《临床大肠癌杂志》、《国际化疗生物学杂志》、《抗癌研究杂志》、《转译医学杂志》、《生物医学进展》、《胰腺杂志》和英国《医学基因组学杂志》等主流医学杂志上。有关黄芩汤的大幅报道甚至出现在美国最主流的报纸《华尔街日报》上。

中国医药科技出版社出版的这套《难病奇方系列丛书》，爬罗剔抉，补苴罅漏，广泛收集了经典方剂的实验研究成果与临床应用经验，是名方奇方的集大成者。

丛书迄今已经出版了三辑，共收四十三个经典方剂。每一经典方剂自成一册，内容包括理论研究、临床应用、实验研究三部分。理论研究部分探讨药方的组成、用法、功效、适应证、应用范围、组方原理及特点、古今医家评述、方剂的现代理论研究。临床应用部分重点介绍现代科学研究者对该方的系统性临床观察以及大量临床医家的医案病例和经验总结。实验研究部分探讨方剂中的每一味中药的现代药理作用，并以此为基础研究该方治疗各系统疾病的作用机制。

沿着同一思路，《难病奇方系列丛书》第四辑继续挖掘先贤始创而在现代临床上仍被广泛使用的经典方剂，并汇有大量临床经验和最新研究成果，以飨中医临床医生、中医研究者、中医学生以及所有的中医爱好者。

美国中医学院儒医研究所

巩昌镇 博士
2012 年秋于美国

上篇　理论研究

第一章　概述 ……………………（2）
第一节　小建中汤的来源和
　　　　组成 …………………（2）
第二节　小建中汤的功效与
　　　　主治 …………………（3）
　一、方中药物的功效与主治
　　…………………………（3）
二、小建中汤全方的功效与主治
　…………………………………（8）
第三节　小建中汤的衍生方
　………………………………（9）
第二章　古今医家的论述
　………………………………（12）

中篇　临床应用

第一章　内科疾病 …………（16）
第一节　风湿性疾病 ……（16）
第二节　呼吸系统疾病
　………………………………（16）
　一、哮喘 …………………（16）
　二、咳血 …………………（17）
　三、咳嗽 …………………（17）
　四、鼻炎 …………………（18）
　五、粟粒性肺结核 ………（18）
第三节　泌尿系统疾病
　………………………………（19）
　一、尿频 …………………（19）
　二、肾性尿毒症 …………（19）
第四节　内分泌系统疾病
　………………………………（20）
　消渴 ………………………（20）
第五节　消化系统疾病
　………………………………（21）
　一、便血 …………………（21）
　二、消化性溃疡 …………（22）
　三、慢性胃炎 ……………（24）
四、萎缩性胃炎 ……………（26）
五、疣状胃炎 ………………（27）
六、便秘 ……………………（27）
七、胃黏膜脱垂 ……………（29）
八、腹泻 ……………………（29）
九、痢疾 ……………………（29）
十、肠结核 …………………（30）
十一、乙型肝炎 ……………（30）
十二、慢性肝炎 ……………（31）
十三、阴黄 …………………（32）
十四、肠易激综合征 ………（33）
十五、慢性肠炎 ……………（34）
十六、慢性胆囊炎 …………（35）
十七、腹痛 …………………（35）
十八、癌性腹痛 ……………（35）
十九、血管神经性腹痛 ……（36）
二十、术后肠粘连 …………（37）
二十一、奔豚 ………………（37）
第六节　心脑血管疾病
　………………………………（38）
　一、心律失常 ……………（38）

二、贫血性心脏病 ………… (39)
三、虚性眩晕 …………… (39)
第七节　血液和造血系统
　　　　疾病 ……………… (40)
一、再生障碍性贫血 …… (40)
二、贫血 ………………… (41)
第八节　循环系统疾病
　　　　…………………… (41)
一、病毒性心肌炎 ……… (41)
二、室性早搏 …………… (42)
三、低血压 ……………… (43)
第九节　神经系统疾病
　　　　…………………… (43)
一、三叉神经痛 ………… (43)
二、贲门失弛缓症 ……… (43)
三、失眠 ………………… (44)
四、抑郁 ………………… (46)
第二章　外科疾病 ………… (49)
第一节　肿瘤化疗反应
　　　　…………………… (49)
第二节　肠风痔漏 ………… (51)
第三章　妇科疾病 ………… (52)
第一节　产后病 …………… (52)
一、产后发热 …………… (52)
二、产后惊悸、腹痛 …… (53)
三、节育术后附件粘连
　　　　…………………… (53)
四、人流术后腹痛 ……… (54)
五、恶露不尽 …………… (54)
六、产后癫狂 …………… (54)

第二节　妇科杂病 ………… (55)
一、更年期综合征 ……… (55)
二、崩漏 ………………… (55)
三、子宫肌瘤 …………… (56)
四、阴道炎 ……………… (56)
第三节　妊娠病 …………… (57)
一、先兆流产 …………… (57)
二、妊娠腹痛 …………… (58)
第四节　月经病 …………… (58)
痛经 ……………………… (58)
第四章　儿科疾病 ………… (60)
一、特应性皮炎 ………… (60)
二、小儿便秘 …………… (60)
三、小儿功能性腹痛 …… (61)
四、再发性呕吐 ………… (63)
五、小儿遗尿 …………… (64)
六、鼻衄 ………………… (65)
七、青春期前神经性厌食症
　　　　…………………… (65)
八、腹型癫痫 …………… (66)
第五章　男科疾病 ………… (68)
一、不射精证 …………… (68)
二、阳痿 ………………… (68)
三、梦遗 ………………… (69)
第六章　耳鼻喉科疾病 …… (70)
老年性耳聋 ……………… (70)
第七章　皮肤科疾病 ……… (71)
荨麻疹 …………………… (71)
第八章　其他疾病 ………… (72)
白塞综合征 ……………… (72)

下篇　实验研究

第一章　小建中汤制剂研究
　　　　…………………… (74)

第二章　小建中汤中各味中药
　　　　药理研究 ………… (77)

目录

一、甘草 ……………… （77）

二、大枣 ……………… （93）

三、生姜 ……………… （96）

四、桂枝 ……………… （102）

五、白芍 ……………… （108）

第三章 小建中汤全方药理作用

………………… （136）

一、抗急性肝损伤作用

………………… （136）

二、抗炎免疫作用……… （136）

三、对脾虚模型的作用

………………… （137）

四、镇痛作用 ………… （138）

五、抗溃疡作用 ……… （138）

目
录

上 篇

理论研究

第一章

概　述

第一节　小建中汤的来源和组成

（一）来源

小建中汤方源于《伤寒论》和《金匮要略》，别名有黄芪汤、芍药汤、桂心汤。功能温中补虚，和里缓急，用于脾气亏虚、虚劳里急之腹痛。主治"伤寒阳脉涩，阴脉弦，腹中急痛"、"伤寒二三日，心悸而烦"、"虚劳里急，悸，衄，腹中痛，梦失精，四肢酸疼，手足烦热，咽燥口干"以及"男子黄，小便自利"、"妇人腹中痛"。小建中汤以生姜合桂枝，伍以大枣、白芍、甘草、饴糖，诸药合用，共奏温养中气，平补阴阳，调和营卫之功。建中者，建其脾，由桂枝汤倍白芍加饴糖而成。酸以敛阴，阴收则阳归附，土润万物生，中气必自立，而谓建中。此汤寓发汗于不发汗之中，故曰小，取名为小建中汤。

小建中汤的配伍最早可追溯到《汤液经法》。西晋皇甫谧在《针灸甲乙经》序中说："伊尹以亚圣之才，撰用《神农本草》，以为《汤液》……仲景论广《伊尹汤液》为数十卷，用之多验。"这里提到的《伊尹汤液》，据王应麟、姚振宗所考，即《汉书·艺文志》之《汤液经法》。"建中"之名首次出现是在《辅行诀》一书中，原文为："建中补脾汤治脾虚肉极，羸瘦如柴，腹中拘急，四肢无力方。"（《辅行诀》原书是南朝梁时陶氏依《汤液经法》的内容辑录汇集而成）。在小建中汤方中，桂枝由《辅行诀》所载之建中补脾汤的二两变为三两，二方中其余药味及用量均同。故而也印证了小建中汤方的配伍结构源于《汤液经法》。

（二）组成

小建中汤是补虚温中缓急的方剂，其药物组成为：桂枝去皮三两（9g），甘草二两（6g），大枣十二枚（6枚），芍药六两（18g），生姜三两（9g），切，胶饴一升（30g）。上六味，以水七升，先煮五味，取

三升，去滓，内饴糖，更上微火消解，温服一升，日三服。现代用法
为：水煎取汁，兑入饴糖，文火加热溶化，分两次温服。

第二节　小建中汤的功效与主治

一、方中药物的功效与主治

1. 饴糖：始载于《本草经集注》，别名长餦（《方言》）、粘糖
（《补缺肘后方》）、胶饴（陶弘景）、软糖（《蜀本草》）、糖弟（《正字
通》）。为米、大麦、小麦、粟或玉蜀黍等粮食经发酵糖化制成的糖类
食品。味甘，微温。归脾、胃、肺经。功能缓中、补虚、生津、润燥。
主治劳倦伤脾，里急腹痛，肺燥咳嗽，吐血，口渴，咽痛，便秘等。

陶弘景谓："方家用饴糖，乃云胶饴，皆是湿糖如厚蜜者，建中汤
中多用之。其凝强及牵白者不入药。今酒用曲，糖用蘖，犹同是米麦，
而为中上之异，糖当以和润为优，酒以醺乱为劣。"《蜀本草》：〈图经〉
云，饴即软糖也，北人谓之饧。粳米、粟米、大麻、白术、黄精、枳椇
子等，并堪作之，惟以糯米作者入药。《本草纲目》：按刘熙＜释名＞
云，糖之清者曰饴，形怡怡然也；稠者曰饧，强硬如锡也；如饧而浊者
曰㽷。《楚辞》：巨妆蜜饵用长餦是也。饴饧用麦蘖或谷芽同诸米熬煎
而成，古人寒食多食饧，故医方亦收用之。《别录》：主补虚乏，止渴，
去血。《千金・食治》：补虚冷，益气力，止肠鸣、咽痛，除唾血，去
咳嗽。《日华子本草》：益气力，消痰止嗽，并润五脏。《圣惠方》：解
乌头、天雄、附子毒。《本草蒙筌》：和脾，润肺，止渴，消痰。治喉
骾鱼骨，疗误吞钱环。《本草汇言》：治中焦营气暴伤，眩晕，消渴，
消中，怔忡烦乱。《长沙药解》：补脾精，化胃气，生津，养血，缓里
急，止腹痛。

2. 桂枝：为樟科植物肉桂的干燥嫩枝。别名柳桂（《本草别说》）。
味辛、甘，温。归心、肺、膀胱经。功能发汗解肌，温经通脉，助阳化
气，散寒止痛。主治风寒表证，寒湿痹痛，四肢厥冷，经闭痛经，癥瘕
结块，胸痹，心悸，痰饮，小便不利等。出自《唐本草》，曰："大枝
小枝皮俱是简桂。然大枝皮不能重卷，味极淡薄，不入药用……。"
《本草纲目》列入牡桂条下，曰："其嫩枝皮半卷多紫，而肉中被起，
肌理虚弱，谓之桂枝。……桂枝透达营卫，故能解肌而风邪去，脾主
营，肺主卫，甘走脾，辛走肺也。"清・黄宫肃《本草求真》：桂枝系
肉桂枝梢，与现今所用的药用部分相符。《本草别说》：仲景〈伤寒论〉
发汗用桂枝。桂枝者，枝条，非身干也。取其轻薄而能发散。今又有一

种柳桂，乃桂之嫩小枝条也，尤宜人治上焦药用也。《用药心法》：桂枝气味俱轻，故能上行发散于表。《本经》谓其有"补中益气"之功。《本经疏证》：其用之道有六：曰和营，曰通阳，曰利水，曰下气，曰行瘀，曰补中。《本草衍义补遗》：仲景治表用桂枝，非表有虚以桂补之。卫有风邪，故病自汗，以桂枝发其邪，卫和则表密汗自止，非桂枝能收汗而治之。《本草汇言》：桂枝，散风寒，逐表邪，发邪汗，止咳嗽，去肢节间风痛之药也。气味虽不离乎辛热，但体属枝条，仅可发散皮毛肌腠之间，游行臂膝肢节之处。《长沙药解》：桂枝，入肝家而行血分，定经络而达荣郁。善解风邪，最调木气。升清阳之脱陷，降浊阴之冲逆，舒筋脉之急挛，利关节之壅阻。入肝胆而散遏抑，极止痛楚，通经络而开痹涩，甚去湿寒。能止奔豚，更安惊悸。《本经疏证》：凡药须究其体用，桂枝能利关节，温经通脉，此其体也。

张寿颐：桂枝轻用三五分至七八分，重用一钱至钱半，若营血素虚，而卫阳亦微，外有凛寒，则用一二分与白芍合炒，其舌滑无苔者，且必桂、芍同炒，而拣去桂枝不用，仅取其气，不食其味，此虽吴下近时新法，而不可谓其无深意者也。桂枝即肉桂之枝，柔嫩细条，芬芳馥郁，轻扬升散，味辛气温。祛营卫之风寒，主太阳中风而头痛。立中州之阳气，疗脾胃虚馁而腹疼。宣通经络，上达肩臂。温辛胜水，则抑降肾气，下定奔豚，开肾家之痹着，若是阳微溲短，斯为通淋良材。惟在燥咳气升，妄用即教血溢，抑或阴亏液耗，误投必致病加。其效在皮，而仲景书反去其皮，可悟传抄之谬，无皮为木，而晚近来或用其木，毋乃嗜好之偏。

曹家达：寒湿凝于肌肉，阳气不达于外，仲师因立桂枝汤方，以扶脾阳而达营分之郁。盖孙络满布腠理，寒郁于肌，孙络为之不通，非得阳气以通之，营分中余液必不能蒸化而成汗，桂枝之开发脾阳其本能也。但失此不治，湿邪内窜关节，则病历节；或窜入孙络而为痛，按之不知其处，俗名寒湿流筋。其郁塞牵涉肝脏，二证皆宜桂枝。

3. 芍药：早在《本经》里就有芍药的名称记载，至南北朝时，陶弘景开始把它分为白芍、赤芍两种。其不同之处在于：赤芍为野生品，入药以原药生用，其功用长于凉血逐瘀；白芍为栽培品，经刮皮、水煮、切片、晒干而成，功效长于补血养阴。其中尤以浙江出产的芍药品质最佳，称为"杭白芍"。本方所用之芍药应为白芍。

白芍又名杭芍、大白芍，为毛茛科植物芍药（栽培种）的根。味苦、酸，性凉。依炮制方法不同，又有生白芍、炒白芍、炒杭芍、酒白芍、醋白芍、焦白芍、白芍炭等。功能养血柔肝，缓中止痛，敛阴收汗。用治胸腹胁肋疼痛，泻痢腹痛，自汗盗汗，阴虚发热，月经不调，崩漏，带下。

《本经》云：味苦，平。《别录》云：酸，平微寒，有小毒，入肝、脾经。《品汇精要》：行手太阴、足太阴经。《本草经疏》：手足太阴引经药，入肝、脾血分。《神农本草经》：味苦，平，主治邪气腹痛，除血痹，破坚积，寒热，疝瘕，止痛，利小便，益气。《名医别录》：味酸，微寒，有小毒。主通顺血脉，缓中，散恶血，逐贼血，去水气，利膀胱、大小肠，消痈肿时行寒热中恶，腹痛，腰痛。《药性论》：臣，能治肺邪气，腹中绞痛，血气积聚，通宣脏腑拥气，治邪痛败血，主时疾骨热，强五脏，补肾气，治心腹坚胀，妇人血闭不通，消瘀血，能蚀脓。《日华子本草》：治风、补劳，主女人一切病，并产前后诸疾，通月水，退热，除烦，益气，天行热疾，瘟瘴，惊狂，妇人血运，及肠风，泻血，痔瘘，发背，疮疥，头痛，明目，目赤努肉。赤色者多补气，白者治血。《本草衍义》：然血虚寒人禁此一物。古人有言曰：减芍药以避中寒，诚不可忽。《药类法象》：气微寒，味酸。补中焦之药，得炙甘草为辅，治腹中痛之圣药也。《药性赋》：味酸，平，性寒，有小毒。可升可降，阳也。其用有四：扶阳气大除腹痛，收阴气陡健脾经。坠其胎能逐其血，损其肝能缓其中。《汤液本草》：气微寒，味酸而苦。气薄味厚，阴也，降也。阴中之阳，有小毒。入手、足太阴经。

王好古：理中气，治脾虚中满，心下痞，胁下痛，善噫，肺急胀逆喘咳，太阳衄衊，目涩，肝血不足，阳维病苦寒热，带脉病苦腹痛满，腰溶溶如坐水中。洁古：白芍药补中焦之药，炙甘草为辅，治腹中痛。如夏月腹痛，少加黄芩；恶热而痛，加黄柏；若恶寒腹痛，加肉桂一分，白芍药二分，炙甘草一分半，此仲景神品药也。如寒月大寒腹痛，加桂一钱半，水二盏，煎一盏服。

《本草经集注》：须（一作雷）丸为之使。恶石斛、芒硝。畏硝石、鳖甲、小蓟。反藜芦。虚寒腹痛泄泻者慎服。《本草经疏》：凡中寒腹痛，中寒作泄，腹中冷痛，肠胃中觉冷等证忌之。《得配本草》：脾气虚寒，下痢纯血禁用。《药品化义》：疹子忌之。

4. 甘草：载于《神农本草经》。别名甜草根、红甘草、粉甘草、美草、密甘、密草、国老、粉草、甜草、甜根子、棒草。为豆科植物甘草、胀果甘草或光果甘草的根及根茎。性平，味甘，归心、肺、脾、胃经。功能补脾益气，清热解毒，祛痰止咳，缓急止痛，调和诸药。用于脾胃虚弱，倦怠乏力，心悸气短，咳嗽痰多，脘腹、四肢挛急疼痛，痈肿疮毒，缓解药物毒性、烈性。不宜与京大戟、芫花、甘遂、海藻同用。

甘草入药已有悠久历史。早在二千多年前，《神农本草经》就将其列为药之上乘。陶弘景将甘草尊为"国老"，并言："此草最为众药之王，经方少有不用者。""国老"，即帝师之称。把甘草推崇为药之"帝师"，其原因正如李时珍在《本草纲目》中所释："诸药中甘草为君，治七十二种乳石毒，解一千二百草木毒，调和众药有功，故有'国老'之号。"临床应用分生用与蜜炙之别。生用主治咽喉肿痛、痈疽疮疡，胃肠道溃疡以及解药毒、食物中毒等；蜜炙主治脾胃功能减退，大便溏薄，乏力发热以及咳嗽、心悸等。

《神农本草经》：以甘补之，以甘泻之，以甘缓之。所以能安和草石而解诸毒也。于此可见调和之意。《本草衍义补遗》：甘草味甘，大缓诸火。下焦药少用，恐大缓不能直达。《本草汇言》：甘草，和中益气，补虚解毒之药也。健脾胃，固中气之虚羸，协阴阳，和不调之营卫。故治劳损内伤，脾气虚弱，元阳不足，肺气衰虚，其甘温平补，效与参、芪并也。《本草通玄》：甘草，甘平之品，独入脾胃，李时珍曰能通入十二经者，非也。稼穑作甘，土之正味，故甘草为中宫补剂。《别录》：下气治满。《药品化义》：甘草，生用凉而泻火，主散表邪，消痈肿，利咽痛，解百药毒，除胃积热，去尿管痛，此甘凉除热之力也。炙用温而补中，主脾虚滑泻，胃虚口渴，寒热咳嗽，气短困倦，劳役虚损，此甘温助脾之功也。但味厚而太甜，补药中不宜多用，恐恋膈不思食也。《本草正义》：甘草大甘，其功止在补土。又甘能缓急，故麻黄之开泄，必得甘草以监之，附子之燥烈，必得甘草以制之，走窜者得之而少敛其锋，攻下者得之而不伤于峻，皆缓之作用也。然若病势已亟，利在猛进直追，如承气急下之剂，则又不可加入甘草，以缚贲育之手足，而驱之战阵，庶乎所向克捷，无投不利也。又曰，中满者忌甘，呕家忌甘，酒家亦忌甘，此诸证之不宜甘草，夫人而知之矣；然外感未清，以及湿热痰饮诸证，皆不能进甘腻，误得甘草，便成满闷，甚且入咽即呕，惟其浊腻太甚故耳。《本草纲目》：甘草头主痈肿。盖即从解毒一义而申言之。然痈疡之发，多由于湿热内炽，即阴寒之证，亦必寒湿凝滞为患，甘草甘腻皆在所忌。若泥古而投之，多致中满不食，则又未见其利，先见其害。

李杲：甘草，阳不足者补之以甘，甘温能除大热，故生用则气平，补脾胃不足，而大泻心火；炙之则气温，补三焦元气，而散表寒，除邪热，去咽痛，缓正气，养阴血。凡心火乘脾，腹中急痛，腹皮急缩者，宜倍用之。其性能缓急，而又协和诸药，使之不争，故热药得之缓其热，寒药得之缓其寒，寒热相杂者，用之得其平。

5. 大枣：为鼠李科植物枣 *Ziziphus jujuba Mill. var. inermis*（Bunge）Rehd. 的干燥成熟果实。味甘，温。归脾、胃经。别名干枣、美枣、良枣（《别录》）、红枣（《医学入门》）。作为中药应用已有二千多年的历史，主要用于中气不足，脾胃虚弱，体倦乏力，食少便溏，血虚萎黄，妇女脏躁等症的治疗。

《本经》：味甘，平。《千金·食治》：味甘辛，热，无毒。《本经》：主心腹邪气，安中养脾，助十二经。平胃气，通九窍，补少气、少津液，身中不足，大惊，四肢重，和百药。《别录》：补中益气，强力，除烦闷，疗心下悬，肠僻澼。《日华子本草》：润心肺，止嗽。补五脏，治虚劳损，除肠胃癖气。《珍珠囊》：温胃。《药品化义》：养血补肝。《本草再新》：补中益气，滋肾暖胃，治阴虚。

孟诜：主补津液，洗心腹邪气，和百药毒，通九窍，补不足气，煮食补肠胃，肥中益气第一，小儿患秋痢，与虫枣食良。

李杲：温以补脾经不足，甘以缓阴血，和阴阳，调营卫，生津液。

6. 生姜：为姜科植物姜的新鲜根茎。味辛、微温。别名"还魂草"。功能发汗解表，温中止呕，温肺止咳，解鱼蟹毒，解药毒。孙思邈喻之为"呕家圣药"。

《汤液本草》：气温，味辛。辛而甘，微温，气味俱轻，阳也，无毒。《象》：伤寒头痛，鼻塞，咳逆上气，止呕吐，治痰嗽。生与干同治。与半夏等份，治心下急痛，剪细用。《珍》：益脾胃，散风寒，久服去臭气，通神明。《本草衍义补遗》：辛温，俱轻，阳也。主伤寒头痛、鼻塞、咳逆上气，止呕吐之圣药。治咳嗽痰涎多用者，此药能行阳而散气故也。《名医别录》：味辛，微温。主治伤寒头痛、鼻塞、咳逆上气，止呕吐。又，生姜，微温，辛，归五脏。去痰，下气，止呕吐，除风邪寒热。久服小志少智，伤心气。《本草拾遗》：本功外，汁解毒药，自余破血，调中，去冷，除痰，开胃。须热即去皮，要冷即留皮。《本草衍义》：治暴逆气。嚼三两皂子大，下咽定，屡服屡定。初得寒热，痰嗽，烧一块，含咬之终日间，嗽自愈。暴赤眼无疮者，以古铜钱刮净姜上取汁，于钱唇点目，热泪出，今日点，来日愈。但小儿甚惧，不须疑，已试良验。《药性赋》：味辛，性温，无毒。升也，阳也。其用有四：制半夏有解毒之功，佐大枣有厚肠之说。温经散表邪之风，益气止胃翻之哕。《药性论》：主痰水气满，下气。生与干并治嗽，疗时疾，止呕逆不下食。生和半夏，主心下急痛，若中热不能食，捣汁合蜜服之。又汁和杏仁作煎，下一切结气，实心胸拥隔冷热气，神效。《本草图经》：以生姜切细，和好茶一两碗，任意呷之，治痢大妙！热痢留姜皮，冷痢去皮。《开宝本草》：味辛，微温。主伤寒头痛鼻塞，咳逆上气，止呕吐。《本草纲目》：生用发散，熟用和中。《现代实用中药》：治肠疝痛有效。《药性类明》：生姜去湿，只是温中益脾胃，脾胃之气温和健运，则湿气自去矣。其消痰者，取其味辛辣，有开豁冲散之功也。

二、小建中汤全方的功效与主治

本方由饴糖、桂枝、芍药、生姜、大枣、甘草组成。功效温中补虚，和里缓急。主治中焦虚寒，肝脾不和证。腹中拘急疼痛，喜温喜按，神疲乏力，虚怯少气；或心中悸动，虚烦不宁，面色无华；或伴四肢酸楚，手足烦热，咽干口燥。舌淡苔白，脉细弦。常用于胃及十二指肠溃疡、慢性肝炎、慢性胃炎、神经衰弱、再生障碍性贫血、功能性发热等属中焦虚寒，肝脾不和者。

小建中汤证是阴阳两虚、寒热错杂之证。阳虚宜补阳，寒证宜祛寒，阴虚宜滋阴，热证宜清热。但补阳多用温热之品，而温热之品会耗损阴液，不利于阴虚之证；滋阴、清热多选用寒凉之品，多滋腻，不利于阳虚之证。《灵枢·邪气脏腑病形》篇云："阴阳形气俱不足，调以甘药"，这也正是小建中汤重用饴糖的要义。尤在泾云："求阴阳之和者，必于中气，求中乏之立者，必以建中也。"

《伤寒论》和《金匮要略》中记载分别主治"伤寒二三日，心中悸而烦者"，"伤寒阳脉涩，阴脉弦，法当腹中急痛，先与小建中汤，不差者，小柴胡汤主之"，"虚劳里急，悸，衄，腹中痛，梦失精，四肢酸疼，手足烦热，咽干口燥"，"男子黄，小便自利"，"妇人腹中痛"。

本方在古代主要用于虚劳病的治疗。"五脏皆虚从中治"是小建中汤用于虚劳病的理论基础，在多种著作中均有论述，最早可追溯至《内经》。《素问·玉机真脏论篇》云：脾为孤脏，中央土灌四旁。《素问·经脉别论篇》云：食气入胃，散精于肝，淫气于筋，食气入胃，浊气归心，淫精于脉，脉气流经，经气归于肺，肺朝百脉，输精于皮毛，毛脉合精，行气于腑，腑精神明，留于四脏，气归于权衡，权衡于平，气口成寸，以决生死。上述论述很好地阐述了脾为后天之本的思想。到金元时期，以李东垣为代表的"补土"派提出了"补土"学说，强调了脾胃运化功能对于健康的重要性。另外，在记载叶天士医案的《临证指南医案》一书中就有十几例本方治疗虚劳的记载。如《外台秘要·第十二卷·虚劳骨蒸方》其论述及治疗的方剂均主要针对肺痨而言。这说明上起东汉下迄清代，本方仍是治疗虚劳的常用方。在《伤寒论》中本方还用于治心血脾气不足之心悸而烦，及筋脉失养而挛急的腹痛。

从现代临床应用来看，本方主治脾胃虚寒之证。本方病证因中焦虚寒，肝脾失和，化源不足所致。中焦虚寒，肝木乘土，故腹中拘急疼痛、喜温喜按。脾胃为气血生化之源，中焦虚寒，化源匮乏，气血俱虚，故见心悸、面色无华、发热、口燥咽干等。症虽不同，病本则一，总由中焦虚寒所致。治当温中补虚而兼养阴，和里缓急而止痛。方中重用甘温质润之饴糖为君，温补中焦，缓急止痛。臣以辛温之桂枝温阳气，祛寒邪；酸甘之白芍养营阴，缓肝急，止腹痛。佐以生姜温胃散寒，大枣补脾益气。炙甘草益气和中，调和诸药，是为佐使之用。其中饴糖配桂枝，辛甘化阳，温中焦而补脾虚；芍药配甘草，酸甘化阴，缓肝急而止腹痛。六药合用，温中补虚缓急之中，蕴有柔肝理脾，益阴和阳之意，用之可使中气强健，阴阳气血生化有源。

第三节　小建中汤的衍生方

（一）黄芪建中汤（《金匮要略》）

[组成] 饴糖（30g）　桂枝（9g）　芍药（18g）　生姜（9g）　大枣（6枚）　黄芪（5g）　炙甘草（6g）

[用法] 水煎服。

[功用] 温中补气，和里缓急。

[主治] 阴阳气血俱虚证。里急腹痛，喜温喜按，形体羸瘦，面色无华，心悸气短，自汗盗汗。《医方考》：汗后身痛者，此由汗多耗损阴气，不能荣养筋骨，故令身痛；阳虚，故令脉迟；汗后，故令脉弱。黄芪、甘草之甘，补中气也，然桂中有辛，同用之足以闪卫气而实表；芍药之酸，收阴气也，桂中有热，同用之足以利荣血而补虚。此方以建中名者，建立中气，使其生育荣卫，通行津液，则表不虚而身痛自愈矣。

《医门法律》：虚劳病而至于亡血失精，消耗精液，枯槁四出，难为力矣。《内经》于针药所莫制者，调以甘药，《金匮要略》遵之，而用小建中汤、黄芪建中汤，急建其中气。俾饮食增而津液旺，以至充血生精，而复其真阴之不足，但用稼穑作甘之本味，而酸辛咸苦，在所不用，盖舍此别无良法也。然用法者贵立于无过之地，宁但呕家不可用建中之甘，即服甘药，微觉气阻气滞，更当虚甘虚太过，令人中满，早用橘皮、砂仁以行之可也，不然甘药又不可恃，更将何所恃哉？后人多用乐令建中汤、十四味建中汤，虽无过甘之弊，然乐令方中前胡、细辛为君，意在复阳，而阴虚之热则不可退；十四味方中用附、桂、苁蓉，意在退热，而阴虚之热则不可退；十四味方中用附、桂、苁蓉，意有复阳，而阳虚之阳未必可复，又在用方者之善为裁酌矣。

《金匮要略论注》：小建中汤本取化脾中之气，而肌肉乃脾之所生也，黄芪能走肌肉而实胃气，故加之以补不足，则桂、芍所以补一身之阴阳，而黄芪、饴糖又所以补脾中之阴阳也。若气短胸满加生姜，谓饮气滞阳，故生姜以宣之；腹满去枣加茯苓，蠲饮而正脾气也；气不顺加半夏，去逆即以补正也。

（二）当归建中汤（《千金翼方》）

[组成] 当归（12g） 桂心（9g） 芍药（18g） 生姜（9g） 大枣（6枚） 炙甘草（6g）

[用法] 上六味，以水一斗，煮取三升，分为三服，一日令尽。若大虚，加饴糖六两（30克）作汤成，内之于火上暖，令饴糖消。

[功用] 温补气血，缓急止痛。

[主治] 产后虚羸不足，腹中隐痛不已，吸吸少气，或小腹拘急挛痛引腰背，不能饮食者。清·张璐：南阳用小建中治伤寒阳脉涩，阴脉弦，腹中急痛及尺中脉迟，营气不足之证。《金匮》加黄芪，治虚劳里急诸不足，用法奇矣。《千金》于小建中加当归，谓之内补当归建中汤，变化尤奇，而于产后随证加减无所不宜。南阳从客邪内犯起见，故用桂枝；《千金》从肝血内滞起见，且西北风气刚劲，桂枝力薄，不能透达表邪，故咸用桂心。然古方中多有但一"桂"字者，则当随内外见证而为取用。

（三）前胡建中汤（《千金要方》）

[组成] 前胡三两 生姜（切）五两 茯苓五两 黄芩五两 桂心一两 人参一两半 当归二两 芍药二两 半夏（汤洗十遍）二两 甘草（炙）二两

[用法] 上（口父）咀。以水一斗，煮取四升，分四服。

[主治] 治大劳虚羸劣，寒热呕逆，下焦虚热，小便赤痛，客热上熏头目，骨肉疼痛，口干。

（四）乐令建中汤（《太平惠民和剂局方》）

[组成] 前胡、细辛、黄蓍（蜜涂炙）、人参、桂心、橘皮（去

白）、当归（洗去土）、白芍药、茯苓（去皮）、麦门冬（去心）、甘草
（炙），各一两；半夏（汤洗七次，切）七钱半。

[用法] 每服四钱，姜四片，枣一个，水一盏，煎至七分，去滓，
微热服，不拘时候。

[主治] 治血气劳伤，五脏六腑虚损，肠鸣神倦，荣卫不和，退虚
热，除百病。《杂症大小合参卷四·方脉发热证论合参（附恶寒）》：乐
令建中汤，治脏腑虚损，身体消瘦，潮热自汗，将成痨瘵。

第二章

古今医家的论述

《金匮要略》：虚劳里急，悸，衄，腹中痛，梦失精，四肢酸疼，手足烦热，咽干口燥，小建中汤主之。伤寒二三日，心中悸而烦者，小建中汤主之。伤寒阳脉涩，阴脉弦，法当腹中急痛，先与小建中汤不差者，小柴胡汤主之。妇人腹中痛，小建中汤主之。男子黄，小便自利，当与虚劳小建中汤。

《金匮要略心典》：是方，甘与辛合生阳，酸得甘助而生阴，阴阳相生，中气自立，是故求阴阳之和者，必于中气，求中气立者，必以建中也。

《医宗金鉴》：伤寒二三日，未经汗下，即心悸而烦，必其人中气素虚，虽有表证，亦不可汗之。盖心悸阳已微，心烦阴已弱，故以小建中汤先建其中，兼调荣卫也。

《伤寒论条辨》：二三日，当传之时，不传不变，但心中悸而烦者，邪虽衰微正亦虚弱，不足以退散之。所以持也，小建中者。桂枝汤倍芍药而加胶饴也。桂枝汤扶阳而固卫，卫固则荣和。倍芍药者，酸以收阴，阴收则阳归附也。加胶饴者，甘以润土，土润则万物生也。建，定法也，定法惟中，不偏不党，王道荡荡，其斯之谓乎。

《伤寒论方解》：吴茱萸（汤）温补而兼散寒，理中（汤）温补而能守中，小建中（汤）温补而兼调经脉。故病在厥阴、少阴者，多用吴茱萸（汤）；并在太阴者，多用理中（汤）；而小建中（汤）则心脾三焦之所需也。

《伤寒贯珠集》：伤寒里虚则悸，邪扰则烦，二三日悸而烦者，正气不足，而邪欲入内也。是不可攻其邪，但与小建中汤，温养中气，中气立则邪自解。

《苏沈良方》：此药治腹痛如神，然腹痛按之便痛，重按却不甚疼，此只是气痛……气痛不可下，下之愈甚，此虚寒证也，此药偏治腹中虚寒，补血尤止腹痛。

《医述》：黄疸病，为湿热之所酿矣，然有湿多热少者，有湿少热多者，有湿热全无者，不可不察。仲景虑疸病多夹内伤，故尔慎用汗、吐、下之法。其用小建中汤，则因男子发黄，而小便自利，是其里无湿热，惟以入房数扰其阳，致虚阳上泛为黄耳。故不治其黄，但和营卫以收拾其阳，听其黄之自去，即取伤寒建中之法以治之。

《金匮要略浅注》：男子黄，小便自利，（知非湿热交郁之黄，而为土虚其色外现之黄）当与虚劳小建中汤。此为虚黄证而出其方也，黄证不外于郁，虚得补则气畅而郁开，郁开则黄去矣。单言男子者，谓在妇人则血分有热，正未可知，又当另有消息也。

《济阴纲目》：小建中汤治内虚霍乱转筋。

《证治准绳》：小建中汤治痢，不分赤白、久新，但腹中大痛者，神效。

《伤寒论条辨》：小建中者，桂枝汤倍白芍加胶饴也，桂枝汤扶阳而固卫，卫固则营和，倍芍药，酸以收阴，阴收则阳归附也，加胶饴者，甘以润土，土润则万物生也。

《兰台轨范》：此方治阴寒阳衰之虚劳，正与阴虚火旺之病相反，庸医误用，害人甚多。此咽干口燥，乃津液少，非有火也。

《伤寒明理论》：脾者，土也，应中央，处四脏之中。为中州，治中焦……此汤温建中脏，是以建中名焉。胶饴味甘温，甘草味甘平。脾欲缓，急食甘以缓之。建脾者，必以甘为主。

《医宗金鉴·删补名医方论》：是方也，即桂枝汤倍芍药加胶饴。名曰小建中。谓小小建立中气，以中虽已虚，表尚未和，不敢大补也……盖其意重在中虚……中虚建立，营卫自和，津液可生，汗出乃解，烦悸可除矣。

《脾胃论》：〈伤寒论〉云：阳脉涩，阴脉弦，法当腹中急痛。以芍药之酸于土中泻木为君；饴糖、炙甘草温补脾养胃为臣；水挟木势亦来侮土，帮脉弦而腹痛，肉桂大辛热，佐芍药以退寒水；姜、枣甘辛温，发散阳气，行于经脉、皮毛为使。建中之名，于此建焉。

《金镜内台方议》：建中者，建其脾也。脾欲缓，急食甘以缓之，建中之味甘。阳脉涩，阴脉弦者，为中虚内寒也。心中悸者为气虚，烦者为血虚。故用胶饴为君；甘草、大枣为臣，以甘佐甘缓之也；白芍药之酸，能收敛脾气，而益其中，故用之为佐；桂枝、生姜之辛，以散余邪而益气也。

《医方论》：肝木太强，则脾土受制，脾阳不远，虚则寒生，阴气自凝，阳气日削，故见肠鸣、泄泻、腹痛等症。小建中汤之义，全在抑木扶土，当从吴氏之说，用肉桂而不用桂枝。肉桂温里，桂枝解表，用各有当也。且肉桂性能杀木，合芍药以制肝。又用姜、枣、甘草、饴糖之甘温以补脾，斯中州之阳气发舒而阴寒尽退矣。

《古今名医方论》：此汤倍芍药加胶饴，名曰建中。则固为里剂矣……其剂不寒不热，不补不泻，惟甘以缓之，微酸以收之，故名曰建中。

中 篇

临床应用

第一章

内科疾病

第一节　风湿性疾病

　　风湿病是西医学的一个病名术语，风湿病指主要侵犯关节、肌肉、骨骼及关节周围的软组织，如肌腱、韧带、滑囊、筋膜等部位的疾病。它包括了几百种疾病。《金匮要略》中已有风湿病病名，"病者一身尽疼，发热，日晡所剧者，名风湿。"《金匮要略》明确地把"风湿"作为一种疾病来命名，对风湿病病名起到奠基的作用，对后世产生了深远的影响。其所论风湿病多指湿病、历节病、虚劳病、肾着病、趺蹶病、手指臂肿病等，与西医学的风湿性关节炎、类风湿关节炎、强直性脊柱炎等相似。

　　《金匮要略·虚劳》篇十三条"虚劳里急，悸，衄，腹中痛，梦失精，四肢疼痛，手足烦热，咽干口燥，小建中汤主之"。小建中汤乃建中气之方，由桂枝汤倍芍药加饴糖所成。方中重用饴糖为君，以建中气，温中补虚；芍药酸甘，滋阴敛营，补阴之虚又可助饴糖缓急止痛；桂枝温阳通阳，得饴糖辛甘养阳，与芍药同用可和营卫，调理阴阳；生姜、大枣调营卫；甘草补中调脾胃，与芍药同用甘酸化阴。综观全方，有温中补虚、和阴阳、调营卫之功。其目的在于调补脾胃，建立中气，化生气血，并能得以四运而四肢酸疼、手足烦热等证得治[1]。

第二节　呼吸系统疾病

一、哮喘

　　支气管哮喘简称哮喘，是由多种细胞特别是肥大细胞、嗜酸性粒细胞和 T 淋巴细胞参与的慢性气道炎症。在易感者中此种炎症可引起反复发作的喘息、气促、胸闷、咳嗽等症状，多在夜间或凌晨发生。此类症状常伴有广泛而多变的呼气流速受限，但可部分地自然缓解或经治疗缓解，同时还伴有气道对多种刺激因子反应性增高。

　　日本应用汉方治疗哮喘的基本原则是预防发作。原则上发作时给予麻黄剂，慢性期用柴胡剂，但随着虚证病例增加，应用补剂如补中益气汤、小建中汤、八味地黄丸等方剂者增多。

【病案举例】

饭山和郎等[2]曾用小建中汤治疗一体质虚弱的支气管哮喘女性患者。患者有过敏性鼻炎及食物过敏史，4～5年前被诊断为支气管哮喘。曾使用茶碱制剂、吸入β受体激动剂等，未能有效控制。自觉症状表现为易疲劳，易感冒，消瘦，体质虚弱，目下暗黑，舌龟裂、有齿痕，脉沉虚。腹诊：腹力软弱，腹壁薄而无弹性，腹壁拘急，可见脐上白线，腹部动悸，心下振水音，左下腹压痛，四肢冷凉，痛经。给予小建中汤提取剂，服药4个月后喘息好转，身体状态改善，易疲劳、易感冒等症状明显好转。1年3个月后喘息基本消失，停用西药。继续服药3年4个月后痊愈未再复发。

二、咳血

咳血指因肺络受伤而致血自肺中，经气道咳嗽而出，血色鲜红或兼有痰，或痰中带血丝，又称嗽血、咯血。外邪袭肺，痰瘀阻肺，肝火犯肺，肺肾阴虚，气虚不摄等诸病因均致肺络受损，肺气上逆，血溢气道。一般外感咳血病程短，起病急，初起即有发热恶寒等表证。内伤咳血起病缓，病程长，均有脏腑阴阳气血虚衰或偏盛的表现。

西医学认为咳血的常见病因包括肺结核、支气管肺癌、支气管扩张、肺脓肿、肺炎、慢性支气管炎、肺吸虫病、二尖瓣狭窄以及某些血液病（如血小板减少性紫癜、白血病、血友病等）。

【病案举例】

患者，向有背痛，尚在劳力，气逆咳血，乃劳伤病也，（劳力伤）归建中去姜加茯苓。（《临证指南医案·卷二·吐血》）

吴某，23岁，夏病入秋嗽血，外寒内热，乃虚证。阴阳交伤，色萎黄，脉大濡，可予人参建中汤。（《徐批叶天士晚年方案真本·卷下·小异功散》）

三、咳嗽

咳嗽为因外感六淫，脏腑内伤，影响于肺所致有声有痰之证。《素问病机气宜保命集》："咳谓无痰而有声，肺气伤而不清也；嗽是无声而有痰，脾湿动而为痰也。咳嗽谓有痰而有声，盖因伤于肺气动于脾湿，咳而为嗽也。"《医学三字经·咳嗽》："咳嗽不止于肺，而亦不离于肺也。"外感以祛邪宣肺为主，内伤以调理脏腑、气血为主。

【病案举例】

1. 某男，45 岁，咳嗽 4 个月，晨起咳甚，痰多易咯，质稀色白，时流清涕，自汗盗汗，纳差肢倦畏寒，夜间低热。舌质红，苔白而滑，脉细弱。用抗生素与镇咳类西药，中药止嗽散、沙参麦冬汤等方无效。证属阴阳两虚，偏于阳虚，用本方加款冬花、紫菀、五味子、巴戟天。5 剂痊愈[3]。

2. 叶天士[4]曾治疗一案：某患者，色白肌柔，气分不足，风温上受而咳，病固轻浅，无如羌、防辛温，膏知沉寒，药重已过病所，阳伤背寒，胃伤减谷，病羔仍若，身体先愈，小建中汤主之。

3. 陈某某[5]，女，44 岁。1978 年 6 月 3 日诊。咳嗽半个月未愈。痰白或稀或稠，难咯出，咳时引下腹作痛。伴见头晕、心悸，偶或巅顶作痛。胸闷不舒，口淡无味，知饥而不欲食，时有畏冷或心烦汗出，四肢酸楚，疲乏无力，小便较赤。舌质偏淡，苔薄黄，脉细滑。既往有肺结核病史，经检查已钙化。拟诊为脾肺两虚，运化失职，肃降无权，治宜健脾益肺。处方：饴糖30g，白芍18g，茯苓15g，生芪、桂枝各9g，桔梗、甘草各6g，生姜 3 片，大枣 3 粒。二诊：上方服 2 剂后，腹痛、畏冷均已消除，诸症显减。舌、脉同前。照上方去桔梗加当归6g，加重黄芪至15g，续服 3 剂。同年 7 月 9 日询知，诸症解除，未见复发。

按：本例病久肺气本虚，清肃失职，故咳逆胸闷。肺气久虚，累及于脾。脾失健运，生化无权，以致营卫俱虚，气血不足，故伴见头晕、心悸、畏冷、心烦汗出、疲乏肢楚等症。此病虽由肺起，但就诊时其证候表现却以脾虚为主。

四、鼻炎

鼻炎指鼻腔黏膜和黏膜下组织的炎症。表现为充血或者水肿，患者经常会出现鼻塞，流清水涕，鼻痒，喉部不适，咳嗽等症状。中医学称本病为"鼻窒"，认为其病情属肺经蕴热和肺脾气虚。

【病案举例】

40 岁女患，头昏畏寒，遇冷风则清涕不止，服药无效。查：面白舌淡，脉虚缓。用本方去生姜、饴糖，加制附子、紫苏、荆芥、防风、白芷、干姜、蝉蜕、僵蚕，服方 5 剂，附片减量，10 余剂痊愈[6]。

五、粟粒性肺结核

粟粒性肺结核是由于机体的免疫功能降低，不能杀死入侵体内的结核杆菌，以致大量结核杆菌进入肺动脉、肺静脉或经淋巴管进入血管，播散到肺或全身的疾病。属中医学"肺痨"、"痨瘵"、"肺疳"等范畴。

【病案举例】

李风翔医案[7]：5 岁女孩，3 个月来下午低烧，久治不愈。面白，体瘦，食少，精神萎靡，大便干，每日 1 次，脉象沉细无力，舌质淡，苔正常，诊为虚劳。处方：小建中汤加党参、黄芪、当归。2 剂后，热退神增，精神转佳。7 剂后复诊，仍有低烧，依方继服 14 剂。

按：观本案脉症，属气虚发热无疑。《素问·调经论》云："有所劳倦，形气衰少，谷气不盛，上焦不行，下脘不通，胃气热，热气熏胸中，故内热。"治当培补中气，调和阴阳。待中气建立，阴阳平衡，则发热自退，此王旭高所谓"土厚火自敛也"。

第三节　泌尿系统疾病

一、尿频

尿频又称小便频数，中医学认为，尿频多为虚证，肾气不固，膀胱约束无能，或过于疲劳，导致脾肺二脏俱虚，上虚不能制下，土虚不能制水，膀胱气化无力，而发生小便频数。

【病案举例】

65 岁男患，腰膝酸软，小便频数，每夜 3 ~ 4 次，食少便溏，四肢不温，舌淡苔白，脉细弱，证属脾肾阳虚，开阖失司，用本方去生姜、饴糖加制附片、补骨脂、益智仁、桑螵蛸、炒白术、薏苡仁愈[8]。

二、肾性尿毒症

肾性尿毒症多由肾小球的弥漫性病变、肾小管坏死或肾皮质坏死、肾小管阻闭等原因引起。中医学中并无此病名，多从水、气论述。阳虚则寒水凝滞，经脉不通，气血不畅，导致水液代谢障碍，造成水肿。

【病案举例】

袁某[9]，男，12 岁。1980 年 4 月患水肿，数家医院诊断为"肾炎"。经中西医治疗，效果不显。4 月 13 日淋雨受凉，泛恶呕吐，小便不利，某医院诊断为"肾性尿毒症"。近半年水肿晨起面部较甚，下午脚肿明显，纳食不馨，面色萎黄，唇甲苍白，少气乏力，形寒腹胀，呕吐频作，尿量 1 日约 200mL，舌质淡、苔白稍厚，脉微。此属"关格"。《伤寒论·平脉法第二》云："关则不得小便，格则吐逆。"病缘脾阴亏损，肾阳衰微，复感寒湿，浊邪壅塞三焦，气机不得升降，水浊上泛，用小建中汤加味，健脾振阳，降浊渗湿。处方：桂枝 9g，白芍 6g，炙甘草9g，大枣10枚，生姜3片，半夏6g，茯苓15g，红参5g，水煎，烊化饴糖100g，顿服，服1剂，呕吐减轻，尿量稍增。再进2剂呕吐止，尿量增至800～1000mL/日。然后按水肿（肾炎）辨证，采用中西医两法治疗，半年而愈。

第四节　内分泌系统疾病

消渴

消渴的说法中医古已有之，《黄帝内经》依据不同的病机、主证分别谓之"消渴"、"消瘅"、"肺消"、"鬲消"、"消中"等。《说文解字病疏下》解释："消，欲饮也。"《古代疾病候疏义》解释："……津液消渴，故欲得水也。"名之为消渴病，多尿为其特征："其人一日饮水一斗，小便亦一斗"。汉代张仲景《金匮要略》载有："渴欲饮水不止"，"渴欲饮水，口干舌燥"。又说："消谷饮食，大便必坚，小便必数。"李杲《兰室秘藏》说消渴："口干舌燥，小便频数，大便闭涩，干燥硬结"，又说"能食而瘦"。这些记载与糖尿病的症状相似。

西医学认为，糖尿病是一组以高血糖为特征的内分泌－代谢疾病。其特点为由于胰岛素的绝对或相对不足和靶细胞对胰岛素的敏感性降低，引起碳水化合物、蛋白质、脂肪、电解质和水的代谢紊乱。

【病案举例】

张某[10]，男，6岁。自1987年3月开始有口渴、小便频数等症状，初时家长未予重视，后逐渐增剧，至1987年9月份，每昼夜饮水量竟达4000mL，小便约20次。多次化验尿糖、血糖无异常，曾在某医院诊断为"消渴症"，住院治疗2天，症状无改善。1988年4月23日初诊，患者面色无华，精神萎靡，口渴，小便频数清长，食纳差，无明显饥饿感，舌淡、苔薄白，脉沉无力。综观脉症，此乃脾阳亏虚，运化失常之证。治宜温阳健脾。予小建中汤。处方：饴糖30g，桂枝5g，白芍10g，大枣10g，生姜5g，炙甘草5g，水煎服（饴糖溶化冲服），每日1剂，嘱服5剂。药后口渴、尿频等症明显减轻。药中病所，效不更方，守方再服15剂后，每昼夜饮水减至2000mL左右，每晚小便3～5次，面容始转红润，食纳增进，精神好转。服用50余剂后，诸症悉除。1年后追访，未见复发。

按：本例患者以口渴、尿频为主症，当属"消渴症"，而消渴之基本病机，大多为阴虚热淫。观前医所处之方，亦多以"消渴方"为基础，长期服清热滋阴药而不效者，皆因本例之病机非为阴虚热淫，实属阳虚不运。盖脾阳不足，失其运化水液之职，土不制水，水津不布而下趋，故口渴、小便多；渴当饮水以自救，然脾失运化，故饮愈多，小便亦多。治当温中健脾，俾脾运复常，土能制水，使水津四布，则口渴、尿多等症自除。本方辛甘化阳与酸甘化阴药相配，温阳为主，益阴以助阳，使阴阳协调，此即《景岳全书》谓："善补阳者，必于阴中求阳，则阳得阴助而生化无穷"之义。

第五节　消化系统疾病

一、便血

便血指血从肛门而出，或随大便挟杂而下，或下纯血。便血的西医学原因较多，几乎全消化道出血均可引起便血。中医学的"肠风"、"脏毒"、"结阴"三者均指便血。《灵枢·百病始生》称"后血"，《伤寒论》称"圊血"，《金匮要略》称"下血"，并依下血与排便之先后，提出"远血"和"近血"的名称。张景岳指出："血在便后来者其来远，远者或在小肠，或在肾……血在便前来者其来近，近者或在大肠，或在肛门。"后世医家又以下血色之清浊，立肠风、脏毒之名。《证治要诀》云："血清色鲜红者为肠风，浊而暗者为脏毒。"《医学入门》有便血即出有力，如箭射之远者，称"血箭"。《圣济总录》谓阴气内结者为结阴，痔疾亦包括在内。大凡便血，致病原因有二：一是脾虚不能统血，二是湿热下注伤损大肠阴络。本方对于脾胃虚弱，气不统血之便血有效。

【病案举例】

杨某某[11]，女，26岁，患者自4年前不明原因阵发性腹痛，随即便血近千毫升，以后每年不间断地出现腹痛便血，少则几百毫升，多则千余毫升，便血后病人出现恐惧、心悸、心烦、疲乏、失眠等症状，靠输血止血，给液支持体力。各大医院先后诊断为肠结核、溃疡性结肠炎、肠血管炎、克隆病等，不排除肠道肿瘤。经B超检查未见异常，肠纤维镜检查发现降结肠部部分充血，黏膜糜烂，给予抗菌、消炎、抗过敏、激素及灌肠给药等治疗均无效，西医主张剖腹探查。因顾及后遗症未同意手术，经人推荐求中医试治而来。刻诊：患者面色萎黄，精神疲惫，语气低微无力，自觉腹中冷痛，而身体焚热，失眠多梦，纳食不馨，口咽干燥，月经少而不调，腹诊：左腹上部拘紧，按之微痛，舌淡苔白，脉浮取缓而无力，沉取微弦而细。给予小建中汤原方，并嘱禁食生冷、黏腻，停用一切其他药品。二诊：7剂药后，腹痛缓解，腹中凉转温，腹痛拘紧消失，便血得控，惟悸、烦、身热未退，神疲无力尚未消除，此乃阴阳失调，虽暂有缓解，但营卫气血之源耗损日久尚不能一时得充，故需标本兼治，脾肺双调。上方再加黄芪40g，当归15g，陈皮6g，砂仁3g后下，取黄芪建中合当归补血汤之意。加陈皮、砂仁以防芪、归之滞，又能和胃醒脾，以促生化之源。三诊：又进10剂，患者纳增寐安，精神体力大增，便血止，可以半日工作。但悸、烦之症仍未得到控制，此为阴不能与阳和，其阳热独行之故，且不能以寒治热，投以甘温除热之法。上方加升麻6g，柴胡6g，红参6g，再进10剂。患者先后共进27剂，诸症息平，重新回到工作岗位。为巩固疗效，继服加减小建中汤30剂。追访2年未见复发。

二、消化性溃疡

通常将胃溃疡和十二指肠溃疡总称为消化性溃疡。近年来的实验与临床研究表明，胃酸分泌过多、幽门螺杆菌感染和胃黏膜保护作用减弱等因素是引起消化性溃疡的主要环节。同时胃排空延缓、胆汁反流、胃肠肽作用、遗传、药物、环境以及精神等因素都和消化性溃疡的发生有关。中医学属"胃痛"、"胃脘痛"范畴。在中医古籍中对其有诸多记载。如《素问·六元正纪大论》曰："木郁发之，民病胃脘当心而痛。"《灵枢·邪气脏腑病形》曰："胃病者，腹胀，胃脘当心而痛。"主要临床表现有长期发作的周期性、节律性，上腹部疼痛，并伴有恶心、呕吐、反胃、嗳气、泛酸等一系列胃肠道症状。随着中医现代化的发展，广大中医药工作者对其进行了积极的探索，但对其病机的认识仍停留在"胃气郁滞，胃失和降，胃之气血瘀滞不通，不通则痛"上[12]。

消化性溃疡的病变在胃。在生理上，胃气主降，脾气主升。若饮食不节、饥饱无度、肝郁犯胃、寒气客胃都能引起胃失和降，使食浊滞留于胃，腐烂胃壁。胃络瘀滞，日久血败，造成胃壁腐烂。邪浊腐蚀胃壁则胃痛。胃壁受损，蠕动、排空、主降功能受到影响则脘腹胀满、纳差、嗳气；溃疡损及幽门、胃窦则呕吐；溃疡深入肌层，侵及脉络，脉络破损，血液溢出则呕血、吐血、黑便；失血过多，则见面色苍白或萎黄、肢厥、脉微的气血两脱证；溃疡日久，胃浊不降，病及脾不升清，气血生化贫乏，则乏力、少气、疲惫；溃疡穿破胃体，浊物漏至腹腔，则成坏证[13]。

消化性溃疡初期为食浊（湿浊）邪热壅结，病证属实；日久脾胃升降失常，则为正虚邪实。实证多为寒饮客胃，胃降受约，寒凝血滞；湿热聚胃，腐蚀胃壁，肝郁气滞，胃失和降。影响胃的通畅，轻则胃体充血、水肿、黏膜受累而成炎变；重则络瘀血败，瘀热腐蚀胃壁而成溃疡。虚证多因溃疡日久，实热炽盛，胃阴受灼则为胃阴虚，化源不足，脾胃俱损，则脾胃阳虚，络伤亡血，甚则气随血脱。

【临床应用】

周光前[14]曾用小建中汤治疗消化性溃疡80例。其中治疗组胃溃疡33例，十二指肠溃疡47例，基本方为小建中汤加徐长卿，随症加减使用黄芪30g，山药20g，党参20g，川楝子10g，柴胡10g，佛手10g（伴肝气郁结者），木香10g，砂仁10g，枳壳10g（伴气滞者），丹参10g，三棱10g，莪术10g（伴血瘀者），黄连10g，蒲公英20g（伴积热者），干姜10g，吴茱萸6g（伴寒湿者），神曲10g，麦芽20g（伴消化不良者）。每日1剂，分2次空腹服用。对照组胃溃疡23例，十二指肠溃疡55例，均采用口服西咪替丁4次/日，0.2g/次，于饭前及睡前半小时服用，同时加服甲硝唑0.2g/次，每日3次及阿莫西林0.5g/次，3次/日或克拉红霉素0.25g/次，2次/日。以上所有病例经胃窥镜检查均为胃溃疡或十二指肠溃疡，幽门螺旋杆菌均呈阳性。结果治疗组治愈率为45%，48.75%的患者症状得到改善，6.25%的患者无效，总有效率达93.75%；对照组治愈率10.26%，64.10%的患者症状得到改善，25.64%的患者无效，总有效率达74.36%。治疗组优于对照组。

赵美兰等[15]治疗胃十二指肠溃疡11例，辨证为中焦虚寒者，以本方原方治疗；辨证为阴虚火旺者，虽应是本方的禁忌证，但作者以桂枝、生姜辛温故减量，去饴糖，少佐川连制其辛温，并加海螵蛸以加速创面愈合，5剂后疼痛均可缓解。舒彤等[16]治疗十二指肠球部溃疡1例，辨证为脾胃虚寒，肝木横强，以本方加木香、砂仁，服用6剂后胃痛已止，食欲增而愈。

【病案举例】

1. 患者[17]，男，35岁，胃溃疡10余年，近几年几乎每年因吐、便血而住院1次。胃痛不安，心悸失眠，大便色黑，疲乏倦怠，纳呆腹胀，排气较多，烦躁易怒。舌稍红、苔薄黄，脉细。证属土虚木乘，治宜补虚建中，兼以疏木。处方：桂枝20g，炙甘草15g，大枣6枚，生白芍25g，生姜9g，山药20g，三七3g，白及3g。3剂后疼痛明显减轻，6剂后黑便消失，睡眠安稳，腹胀排气偶见，纳食量增，精力增强。为巩固疗效，继进3剂。

按：案例中桂枝汤加山药建中补虚；白及、三七是治疗胃出血要药，止胃出血，促进溃疡愈合；白芍柔肝止痛。全方无一味安神药，胃不和则卧不安，胃和则自然睡眠安稳。

2. 李某[18]，男，42 岁。上腹痛反复发作 10 年余。近半年来疼痛加剧，痛呈阵发性，以饭后 3 小时疼痛明显，喜按，大便溏，经钡餐诊断为十二指肠球溃疡，球部变形。舌质隐青，舌苔薄白，脉沉细。证属胃脘痛脾胃虚寒，气虚夹瘀。治宜温中补虚，缓急止痛。方用小建中汤加味：黄芪 30g，桂枝 9g，白芍 18g，炙甘草 9g，香附、川楝子、延胡索各 12g，海螵蛸 15g，生姜 12g，大枣 15g，饴糖 30g（冲），7 剂。复诊：药后胃脘疼痛减轻，宗上方去延胡索、川楝子，加佛手、刺猬皮各 9g。14 剂。三诊：胃脘痛止，大便转实。钡餐复查：十二指肠球部无明显异常，遂停药，观察 2 个月，未见复发。

3. 惠某[19]，男，30 岁，农民。10 年前即患胃脘痛、吐酸水之病，经用药治疗后好转，2 个月来病势渐又发展，每饮食不慎，遇凉及饥饿时即发，得热稍缓，素喜热饮，3 天前不慎于食，以致引发旧疾。症见胃脘部隐痛不休、痞满、嗳气、泛酸、精神不振，四肢无力，头晕、面色苍白、舌淡、苔薄、脉细缓。胃镜检查确认为十二脂肠球部溃疡。证属脾胃虚寒，治宜健脾温胃，和里缓急止痛。投小建中汤加味。处方：黄芪 30g，桂枝 9g，白芍 12g，炙甘草 6g，煅瓦楞、建曲各 15g，蜀椒 3g，生姜 6g，大枣 6 枚，饴糖 30g（烊化）。水煎服，5 剂后诸症减轻，自觉精神好转，仍纳差，前方加鸡内金 10g，焦三仙各 12g，继服 5 剂。三诊时食欲增进，诸症大减，仍以原方服 1 个月后，复查胃镜溃疡面消失而告愈。

三、慢性胃炎

慢性胃炎属中医学的"胃脘痛"、"心口痛"、"肝胃气痛"、"嘈杂"等范畴，早在二千多年前的中医学专著《黄帝内经》中就对人体从摄食到食物的消化吸收以及转化为人体所需营养和能量的过程有精辟的认识。《金匮要略》中对其病机、治疗亦有较为充分的论述。自金、元朝以来更加深化和丰富了胃脘痛的辨证治疗，使胃脘痛的诊治达到日趋完善的地步。认为饮食不节、气候变化、寒气客于肠胃、情志因素、素体阳虚是该病的主要病机[20]。

【临床应用】

华晓宁等[21]用小建中汤加减治疗慢性胃炎 64 例，取得了较为满意的疗效。其中男 39 例，女 25 例，年龄最大 67 岁，最小 28 岁；病程最短 3 个月，最长 12 年。均符合 1978 年全国消化系统疾病会议制定的诊断标准，且均经过西医或其他治疗无效或复发。主要临床表现为上腹部胀满或疼痛、纳呆、恶心、呕吐、嗳气吞酸等。胃镜检查可见胃黏膜充血、水肿并有糜烂。处方组成：桂枝 10g，炙甘草 5g，生姜 10g，黄芩 10g，大枣 4 枚，饴糖 30g，每日 1 剂，水煎 2 次，早晚各服 1 次，30 天为 1 疗程。服用中药期间停服其他一切药物。若伴有腹痛明显，大便秘结，多食即吐，口渴，苔黄，脉滑数，加黄连 10g，地榆 20g；伴疼痛时吐清水稀涎，喜暖畏寒，便溏腹胀，苔白，脉沉迟，加党参 10g，吴茱萸 10g；伴胁肋疼痛，呕吐泛酸，苔薄白或薄黄，加柴胡 15g，厚朴 15g，槟榔片 15g；伴胃痛不止，呼吸少气，不能饮食，苔薄白，脉细软无力，加当归 10g，地黄 10g。结果：治愈 50 例，治愈率为 78.13%；转好 9 例，好转率为 14.06%；显效 5 例，显效率为 7.81%。总有效率为 100%。疗程最长为 94 天，最短为 30 天。经随访 6 个月内未复发者 52 例，1 年内复发者 8 例，1 年后复发者 2 例。

佟波[22]曾用小建中汤加减治疗老年慢性胃炎 60 例，疗效较为满意。其中男 34 例，女 26 例；年龄在 60 岁以下 8 例，60~65 岁 30 例，66~70 岁 15 例，70 岁以上 7 例；病程最长 6 年，最短 2 个月。全部病例均排除消化性溃疡、胃癌等其他胃病。予小建中汤加减治疗：饴糖 30g，桂枝 9g，芍药 18g，炙甘草 6g，生姜 10g，白术 15g，茯苓 15g，砂仁 10g，薏苡仁 15g，蒲公英 10g，虎杖 10g。每日 1 剂，水煎服。若大便秘结者，加牛蒡子 12g，火麻仁 10g；腹痛剧烈者加延胡索 12g，川楝子 10g，桃仁 5g，木香 10g，三七粉 3g（冲服）；打呃、嗳气者加旋覆花 10g（包煎），香附 15g，代赭石 30g（先煎）。15 天为 1 疗程，一般治疗 2~3 个疗程。结果治愈 48 例，好转 10 例，无效 2 例，总有效率 96%。

马馨兰[23]采用本方加减治疗慢性胃炎 58 例，亦取得了较好的疗效。其中男 37 例，女 21 例。以小建中汤加减，以达温中健脾之目的。方药为：白芍 20g，桂枝 10g，甘草 7g，大枣 5 枚，生姜 15g，饴糖 30g。泛吐清水恶心者可酌情加半夏、茯苓、陈皮、干姜以温胃化饮、降逆和胃；呕吐酸水者去饴糖加吴茱萸、海螵蛸、瓦楞子、牡蛎以温胃制酸；萎缩性胃炎或疼痛夜甚、舌淡紫有瘀斑瘀点者可酌情加延胡索、赤芍、五灵脂、丹参等以活血化瘀；幽门杆菌者加大黄、蒲黄以解毒；体质虚弱、舌胖质淡边有齿痕者加黄芪、党参、茯苓、白术以益气补中。结果发现：轻度萎缩性胃炎患者疗效最好，伴有肠上皮生化患者的疗效最差。无其他病变浅表性胃炎患者疗效好，伴有其他病变者疗效欠佳。同时建议慢性胃炎应及早治疗。

【病案举例】

林某[24]，男，45岁，胃病史10余年，嗜酒。诉胃脘胀痛，堵塞感、烧心，胃镜示慢性浅表胃炎伴糜烂，病理报告呈浅表性胃炎伴不完全肠化。脉弦，舌胖质暗红苔腻带黄。证属脾胃不和，湿热中阻，治拟健脾化湿，清热和胃。黄芪30g，苍术10g，黄连3g，吴茱萸3g，赤白芍各12g，茯苓15g，蔻仁6g，枳壳10g，川朴10g，海螵蛸20g，白花蛇舌草15g，炙甘草6g。以后在此基础上治疗10个月，自觉症状消失，胃镜复查炎症消失，病理报告肠化消失。随访1年无复发。

四、萎缩性胃炎

萎缩性胃炎是原因不明的慢性胃炎，在慢性胃炎中约占10%～30%。慢性萎缩性胃炎属中医学"痞满"、"胃脘痛"等范畴。该病是由外邪内陷、饮食不化、情志失调、脾胃虚弱等导致中焦气机不利、升降失常而成的脘腹满胀不舒的一种自觉症状。

【临床应用】

牛玉生[25]曾采用小建中汤加减治疗萎缩性胃炎96例，取得了较为满意的疗效。其中男54例，女42例；30～45岁38例，46～70岁58例；病程2～20年。多数患者在反复发作中曾用多种中西药治疗未获成功。临床症状有脘腹痛、胀气、嘈杂、嗳气、痞满、食欲减退等。其中胀气占95%，脘腹痛占90%，嗳气及嘈杂各占60%，食欲减退及体重下降占15%。患者治疗前后，均作胃镜检查。基本方：红枣5枚，桂枝、乌药、炙甘草各9g，白芍、百合各15g，黄芩6g，生薏苡仁20g。研成末冲剂，每次10g，每日3次，餐后2小时冲服，连服3个月为1个疗程。加减：脾胃虚寒者，加附子理中丸，每日2次，每次1丸，每丸6g；胃阴不足者，加沙参、天冬、麦冬各9g；痰湿交阻者加陈皮、厚朴、苍术各9g；脾胃不和者加香附、郁金、枳壳各9g。结果：痊愈66例，显效8例，有效12例，无效10例。有效率为89.5%。

【病案举例】

1. 患者[26]，男，53岁，上腹部痛反复发作2年，经胃镜检查确诊为慢性萎缩性胃炎，多方治疗无效。现症：上腹部疼痛胀满，喜温喜按，饭后加重，嗳气吞酸，食欲不振，恶心呕吐，面色萎黄，神疲乏力，大便稀清，舌淡苔白，脉细弱。证属脾胃虚寒，治宜温中健脾益气。处方：芍药20g，桂枝10g，炙甘草5g，生姜10g，黄芩10g，党参10g，吴茱萸10g，大枣4枚，饴糖30g。加减治疗34天，诸症消失，停止服药。随访1年未复发。

2. 方某某[27]，男，50 岁，1992 年 10 月 12 日初诊。患胃病已 10 年，曾经行 X 线、胃镜检查，诊为萎缩性胃炎，西药疗效不佳。来诊时，诉胃脘隐痛绵绵，喜温欲按，得温痛缓，饥时痛重，得食则舒，食多则胀，嗳气反胃，食不甘味。大便溏软，神疲乏力，面色萎黄，畏寒喜暖，手足不温，舌体胖大、边有齿痕，其质淡苔薄白，脉沉细弱。辨为脾胃虚弱，气血不足证。治宜温养脾胃，调补气血。选用小建中汤加减。处方：桂枝 12g，白芍 24g，炙甘草 8g，炮干姜 16g，大枣 16 枚，饴糖 300mL，水煎去渣，温服。7 剂后，胃脘痛止，舌脉如前。上方合香砂六君子汤，调理 2 个月诸症消失。

五、疣状胃炎

疣状胃炎指再发性或持续性胃黏膜多发性疣状隆起病变。病灶圆形或不规则形，多数散布于胃窦部，也可见于胃体部，有时沿皱壁连成串珠样，亦可为胃窦孤立的单个隆起或少数几个病灶，直径约 5～10mm，高约 2～3mm，活动期常见隆起中央糜烂、凹陷，可有血痂、污秽苔覆盖其表面。属中医学"胃脘痛"范畴。

【临床应用】

何进观等[28]采用内镜下微波凝固合小建中汤治疗疣状胃炎 68 例，取得满意疗效。68 例患者经胃镜及病理检查确诊。胃镜诊断符合 1990 年 8 月悉尼慢性胃炎分类法中隆起糜烂性胃炎的诊断。其中男 45 例，女 23 例，年龄 28～64 岁，病程 3 个月～20 年。隆起单发 15 例，2～4 枚 32 例，5～8 枚 21 例（8 枚以上病例不作为治疗对象）。采用内窥镜下微波凝固结合小建中汤治疗。组方：桂枝 6g，炙甘草 5g，白芍 12g，大枣 4 枚，生姜 3 片，饴糖 8g，每日 1 剂，上下午分服。加减：幽门螺杆菌阳性加蒲公英、败酱草；气滞腹胀加佛手、香附；腹痛明显加延胡索、乳香。2 个月为 1 个疗程。疗程结束后 1 周内作胃镜复查。结果：痊愈 48 例，有效 16 例，无效 4 例，总有效率 94.1%。

按： 小建中汤为汉代医圣张仲景所创，具有温中补虚、缓急止痛之功效，经现代药理实验和临床研究证明，具有抗炎、抗菌、抗溃疡和明显的保护黏膜作用。用于治疗微波凝固后的疣状胃炎，对凝固后创面起到保护作用，促进创面的修复以治标，同时针对慢性胃炎的病机——脾胃虚寒，采用温中补虚、缓急止痛以治本。

六、便秘

便秘指大便干燥、干硬不正常，排泄困难的症状。中医学认为，便秘主要由燥热内结、气机郁滞、津液不足和脾肾虚寒所引起。本方所治之便秘当属脾肾虚寒者。经云："中气不足，溲便为之变。"中土脾胃职司运化，乃升降之枢，以大便而言，虽从乎降，但升降相因，升之不前，则降之不后，故中气不足，升之不及者，降道亦为障碍，或中气不足，升降不和，大便皆为秘结。建立中气，则清者得升，浊者自降矣。

【临床应用】

张春蓉[29]曾应用小建中汤配合大剂量白术治疗中虚阴阳不和之习惯性便秘 20 例，收到显著疗效。20 例患者均排除有器质性病变，为单纯性便秘。其中男 2 例，女 18 例；年龄 26 ~ 63 岁；病程最短 2 年，最长达 20 余年，常持续 4 ~ 5 天或 1 周不解便者居多，部分需服泻药方能缓解，均伴腹部痞、满、胀等不适。以小建中汤加味治疗，并嘱患者保持心情舒畅，适当的体力运动，调整饮食结构，定时登厕，多饮水。服 2 剂为 1 个疗程。经治 1 ~ 4 个疗程后，痊愈 16 例，有效 4 例。其中 2 个疗程痊愈 8 例，3 个疗程痊愈 6 例，4 个疗程痊愈 2 例。

【病案举例】

1. 患者[30]，释某，女，51 岁。主诉大便不解半月，患者长期素食，大便经常秘结，或 2、3 日，或 3、5 日一解不等，常自服牛黄解毒片以通便。此次病后亦服之，然未见效，渐致腹胀，纳呆，气短懒言，倦怠乏力，临厕努蹲近小时，亦不能解，痛苦难忍。由人携扶来诊，并要求灌肠。诊见形瘦，面萎黄少华，语声无力，腹软，压痛不著，舌淡暗，苔略腻，脉沉细弱，辨为中气不足，升降失和，治以益气补中，润肠推恭之法。投归芪建中汤原方：当归 30g，黄芪 30g，桂枝 10g，白芍 20g，炙甘草 10g，大枣 12g，生姜 10g，饴糖 2 匙冲，上药服下 1 剂，至次日中午即解出大便，腹胀顿消。续服上方 1 周，诸症渐除。随访月余，大便恢复正常。

2. 吴某[29]，女，39 岁。自诉大便困难，数天 1 次已 20 余年，伴腹部痞、满、胀不适，常需服三黄片等方可缓解，大便干燥，排便费力。近日脘腹部胀、满明显，排便努争时伴便血，口臭，舌淡、苔薄白，脉沉细弱。辨证：中焦虚寒，运化无力为本；腑气不通，瘀热结于下焦为标。急则治标，首选桃核承气汤加阿胶、黄芪、当归煎服，以通腑泻热止血，佐以扶正。4 剂便通血止，胀满全消，但大便前腹痛，停药大便不解，且感胃脘隐痛。考虑方中大黄、芒硝苦寒更伤中阳，当培补中焦为主，方选小建中汤加白术 2 剂。服后只有便意，仍困难不解，追问其汤中未加饴糖，以原方再进 2 剂（加饴糖同煎），服后大便松软易解。续进 2 剂善后，并嘱多食蔬菜，定时登厕。随访 1 年，大便一直通畅，每隔2天1解。

七、胃黏膜脱垂

胃黏膜脱垂症是由于异常松弛的胃黏膜逆行突入食管或向前通过幽门管脱入十二指肠球部所致，临床上以后者多见。胃黏膜脱垂为西医学病名，中医学中无此说法，属"胃脘痛"、"呕吐"、"下血"范畴。

【病案举例】

张某[31]，男，36岁，胃脘痛反复发作已5年，经西医检查诊断为"胃黏膜脱垂"，近日饿时脘痛，按之痛减。恶寒怕冷，大便微溏，日行2次，下肢无力，先予附桂理中汤加味，2剂，治之无效。二诊，经细问有汗出恶风，脉缓，知为表虚中寒之证，故予小建中汤。桂枝9g，白芍18g，生姜9g，大枣7枚，炙甘草6g，饴糖30g（分冲）。6剂，胃脘痛已愈，但饿时仍不舒适，便溏好转，但仍日行2次，再服上方3剂。三诊，除大便微溏外，余无不适，再服上方5剂而愈。

八、腹泻

腹泻不是一个独立的病证，通常还伴有呕吐、发热、腹痛、腹胀、黏液便、血便等症状。中医学认为腹痛、泄泻有寒热虚实之不同。本方有温中止痛之功，尤对久泄久痛属脾土虚寒，或虚劳日久，化源不足，气血虚弱，阴阳相乘之证，用之皆效。

【病案举例】

王某某[32]，女，34岁。脘腹胀痛2年，时作时休，纳呆食少，倦怠乏力，畏寒肢冷，心悸气短，健忘失眠，大便溏泄。几经西医检查，未见器质性病变，诊为植物神经功能紊乱，患者迭经中西药治疗无效，面色淡黄无华，舌淡苔白，脉沉细，中医诊断为中土虚寒，脾虚失运，日久生化无权，气血两虚，心神失养，其本在中州。治以温建中气，以资化源。经服小建中汤7剂后，腹胀痛痊，余症皆减，又进5剂后，大便成形，自感体力增强，夜寐好转，连服20余剂后，诸症皆除。

九、痢疾

痢疾的病名古已有之，宋以前有"肠澼"、"赤白沃"、"热痢"、"痢病"、"下痢"、"滞下"等名称。《医碥》卷三："痢由湿热所致，或饮食湿热之物，或感受湿热之气，积于肠胃，则正为邪阻，脾胃之运行失常，于是饮食日益停滞，化为败浊，胶黏肠胃之中，运行之机，益以不利，气郁为火，与所受湿热之气混合为邪，攻刺作痛，……"

《医学原理·痢门》谓："其赤者血分受伤，属于小肠；白者气分受伤，属于大肠。"《明医指掌》："湿热之积，干于血分则赤，干于气分则白。"中医学所说之痢疾，既等同于西医学的痢疾，也包括阿米巴痢、溃疡性结肠炎、过敏性结肠炎及其他一些肠道感染、中毒等引致的肠道传化、吸收功能失调的疾病。本方所治疗之痢疾指中气不足之痢疾。

【病案举例】

陈某某[31]，男，45 岁，有痢疾史，3 个月前又发作，西医诊断为"阿米巴痢"，经西医治疗症状消失很快，但在 2 个月中治疗断断续续进行，下痢仍然时发时止，后转求中医，初诊：见脉微弱而缓，舌苔白，恶风，自汗，面色萎黄，食欲减退，倦怠乏力，腹中隐痛，大便日行 2~3 次，中杂垢如涕，或带血，轻度里急后重。诊断为：久痢中虚，营卫不和。用小建中汤加白头翁治疗，3 剂后复诊，腹痛里急后重等明显缓解，效不更方，上方再服 5 剂，再诊诸症已愈，为巩固疗效，上方再服 5 剂，随访半年未见复发。

按：凭脉辨证，本案乃中虚久痢，正虚邪实，故一则用白头翁祛邪以绝其本，二则用小建中汤补其虚以复其元。

十、肠结核

肠结核是临床上较为常见的肺外结核病，是因结核杆菌侵犯肠道而引起的慢性感染。临床上主要表现为腹痛、腹泻或便秘等。属中医学"痢疾"、"腹痛"、"泄泻"等范畴。

【病案举例】

杨某某[32]，女，34 岁。患肠结核，已连服西药抗痨药半年余，仍经常腹痛、腹胀，时重时轻，午后为甚，纳食乏味，身倦无力，肢冷畏寒，时有手足心热，口燥咽干，心烦心悸，大便时干时溏，舌胖淡，苔薄白，脉细弦。此系虚劳日久，中气不足，阴阳失调，寒热错杂之证。治应建中气以协阴阳、调寒热。服小建中汤 5 剂后症缓，10 剂后痛胀大减，又进 10 剂，诸症基本消失，仍继用抗痨药治疗，以后患者每于寒温失调或饮食不慎而出现腹痛腹胀时仍以小建中汤为治，服之即效。

十一、乙型肝炎

乙型肝炎是由乙型肝炎病毒感染引起的传染病。多数病人乙肝表面抗原难以转阴，病程较长，极易损伤人体的正气。中医古籍中没有慢性乙型肝炎的病名，但在"胁痛"、"黄疸"、"臌胀"等病证中有相似临床表现的记载。中医学对黄疸的认识基本定位于湿，或从热化为湿热，或从寒化为寒湿。《金匮要略》："黄家所得，从湿得之。"《圣济总录·黄疸门》中也说："大率因酒食过度，水谷相并，积于脾胃，复为风湿所博，热气郁蒸，所以发为黄疸。"《类证治裁·黄疸》中说："阴黄系脾脏寒湿不运，与胆液浸淫，外溃肌肉，则发为黄。"

【临床应用】

张吉兰[33]曾运用加味小建中汤治疗 32 例，取得较好疗效。32 例患者，年龄最小 14 岁，最大 42 岁，平均 26 岁。其中男性 26 例，女性 6 例，病程 5 个月～4 年。乙肝表面抗原均阳性，9 例肝功能损害明显。主要症状多为消化系统功能低下，属于中医脾胃虚弱型。处方：桂枝 10g，白芍 25g，干姜 6g，甘草 6g，饴糖 10g，肉桂粉 3g（冲服），黄芪 10g，白术 15g，茯苓 15g，板蓝根 25g，牡丹皮 10g，麦芽 10g，薄荷 6g。每日 1 剂，连服 10 剂。以后隔日 1 剂，疗程为半年。病程长者服多个疗程。在服药期间有个别病人出现多汗表现，调理桂枝用量后，此症状即消失，多数病人无不良反应。治疗前、后全部病例均作实验室检查，治疗期间，每月复查 1 次。结果：32 例患者中，自觉症状均消失。乙肝表面抗原有 4 例转阴，转阴率达 75%；9 例肝功损害明显病人有 7 例恢复正常，达 77.7%。半年后复查 24 例持续阴性。

刘红书等[34]治疗慢性乙型肝炎合并胃黏膜炎症、溃疡 46 例，辨证为脾胃亏虚、寒湿困脾，以本方加茵陈、白花蛇舌草、豆蔻、猪苓、沙参、乌梅等，30 天后，显效 18 例，有效 24 例，总有效率 91.3%。此外张尔新[35]以本方加黄芪、炮附片治疗慢性乙型肝炎辨证为阴黄者亦每获良效。

十二、慢性肝炎

慢性肝炎指急性肝炎迁延不愈，病程超过半年者。本方对脾胃虚寒的慢性传染性肝炎有效。肝病用温法，多因寒邪郁结肝脏，常出现手足冷，指甲青白，胁下及腹中绞痛，大便溏，舌淡脉细，此时可用小建中汤加减以温中补虚，散结止痛。

【病案举例】

刘某某[36]，男，45 岁。1 年多来因慢性肝炎而住院治疗未愈。来诊时诉右胁痛，疲乏，眩晕，心烦，心悸，肢冷，尿黄，大便时溏，检查肝大一横指，肝功能不正常，足踝有凹陷性水肿，舌白苔，脉弱，一息八至。辨证属脾胃虚寒，且有水湿，肾阳亦衰，血气皆弱。投以辛温补肝健脾之小建中汤加减：肉桂 3g，党参 25g，生姜 16g，大枣 16g，白芍 25g，白术 16g，龙骨 31g，黄芪 25g，沉香 3g，熟枣仁 16g，炙甘草

12g，云苓 25g，生牡蛎 31g，麦芽糖 31g（冲服），3 剂后症状好转，以后续用小建中汤随证加减，不到半年症状消失，各项检查正常。

十三、阴黄

中医学在《黄帝内经》中对黄疸已有初步认识。《素问·平人气象论》中指出："目黄者，曰黄疸。"黄疸在《金匮要略》中分为黄疸、谷疸、酒疸、女劳疸、黑疸五种。以后又有二十八候，九疸三十六黄的分类。说明前人通过实践，对黄疸这一症状的观察和描述是非常细致的。元代《卫生宝鉴》根据本症的性质，概括为阳证和阴证两大类，即现代所说的"阳黄"与"阴黄"。《景岳全书·黄疸》言："阴黄证，多由内伤不足，不可以黄为意，专用清利，但宜调补心脾肾之虚以培血气，血气复则黄必尽退。"

【病案举例】

1. 某男[37]，50 岁，饮酒数年，半月前面目俱黄，腹胀，肢软无力，头昏，恶心不欲食，小便黄，大便不实。来诊时查：目睛黄染，面色晦暗，四末不温，腹胀，舌质淡紫，舌体胖大，苔白腻，脉沉迟。证属脾肾阳虚，寒湿内阻之阴黄。病机因长期饮酒，损伤脾胃，寒湿内聚，阻滞脾胃，阳气不行，胆汁外泄，发为阴黄。拟用小建中汤调补脾胃，温化寒湿。处方：桂枝 12g，白芍 9g，生姜 5 片，大枣 5 枚，饴糖 12g，茯苓 30g，当归 12g，制附片 9g（先煎），白术 9g，茵陈 12g，大腹皮 12g，生山楂 15g。服方 5 剂，黄渐退，腹胀消，上方适当调整，35 剂而愈。

2. 费某[9]，男，58 岁。患黄疸 1 年余，经某医院肝功能检查：黄疸指数为 6 单位，血清胆红素直接反应（-）、间接反应（++），总胆红素 3mg/100mL。尿液检查：胆红素（-），尿胆元 1：24，诊断为"溶血性黄疸"，服西药效果不显。刻下：面部及肌肤发黄，色淡暗晦，皮肤不瘙痒，未见蜘蛛痣，两目巩膜微黄而暗滞，四肢软弱乏力，心悸短气，语言低微，纳呆便溏，舌淡、苔薄白，脉濡细。此属"阴黄"。乃脾虚失运，气血不能正常化生所致。方用小建中汤合当归补血汤化裁。桂枝 9g，白芍 12g，炙甘草 9g，大枣 20 枚，生姜 3 片，黄芪 30g，当归 6g，水煎去渣取汁，纳饴糖 120g 口服，每日 1 剂。服 7 剂，饮食增进，面色转润，但大便仍溏。守原方加淮山药 15g，连服 20 余剂，诸症悉除。

十四、肠易激综合征

肠易激综合征是包括腹痛、腹胀、排便习惯改变和大便性状异常、黏液便等表现的临床综合征，持续存在或反复发作。本病是最常见的一种功能性肠道疾病。西医学对肠易激综合征的病因尚不明确，找不到任何解剖学的原因。

中医学中没有肠易激综合征的病名，应属中医学"泄泻"、"便秘"范畴，与"大肠泄"、"气秘"、"痛泄"关系最为密切，与"郁证"也有一定联系。中医治疗多从气血论治，临床表现为阵发性不规则腹痛、脘痛绵绵，甚至冷痛，喜温喜按，虚劳发热，自汗盗汗，心悸不宁，面色欠华，失眠，焦虑，舌质淡，脉细。中医学认为，中气虚寒，不得温煦，所以腹痛、脘痛绵绵，甚至冷痛；脾胃为营卫气血生化之源，脾胃不健则营卫俱乏，导致阴阳失调且虚劳烦热，自汗盗汗；心阳失宣，则心悸不宁，胸闷，面色无华，失眠，焦虑，舌质淡，脉细或涩弦，此等皆为气血不足之象。治当宜调以甘药，温中补虚为主。

【临床应用】

杨氏[38]曾用小建中汤加减治疗36例，获得良好效果。36例均系门诊患者，其中男21例，女15例；年龄最大的64岁，最小的24岁。内服小建中汤加减：桂枝、炙甘草各6~9g，大枣4枚，白芍15~18g，生姜9g，饴糖40~60g。血虚明显者加当归9~12g；自汗盗汗多者加浮小麦30g，茯神9~12g，便秘严重者加火麻仁6~9g，瓜蒌30g。煎服方法：取上药加凉水1000mL浸泡30分钟，煎开15分钟后，取汁400mL，加入饴糖，微火煮沸即可。每次温服1/3，1天3次。治疗结果：痊愈16例，显效9例，好转7例，无效4例，总有效率88.9%。疗程最短1个月，最长6个月。

【病案举例】

赵某，男，49岁。以不明原因腹痛3年之主诉门诊求治。自诉近2年来脐周常隐痛，遇暖可缓解，经常便秘，便如羊屎，数日1行。失眠，烦躁，纳少无力。曾就诊西医门诊按便秘治疗，疗效不佳；后诊为肠易激综合征，对症治疗，病情未见好转，因而转求中医治疗。综上所述及诊见：舌尖红、苔薄白，脉象弦细。中医诊断为腹痛。辨证为中阳不运，阴虚血亏。即予小建中汤加减。处方：桂枝、炙甘草各6g，生白芍15g，当归、桃仁各12g，火麻仁9g，瓜蒌30g，饴糖60g。服6剂复诊：腹痛次数较前减少，大便每日1行，干燥，症状好转。调整处方：加延胡索3g，继服6剂。三诊：腹痛隐隐，较前明显减轻，大便不似以前干燥，睡眠好转，纳差，舌苔正常，脉细。调整处方：生白芍加至18g，再服6剂。四诊：腹痛未再发作，大便每日1行，成条状，不干燥，睡眠正常，纳可，舌苔正常，脉象稍细，上方继服6剂巩固疗效。随访2年未再复发。

十五、慢性肠炎

慢性肠炎泛指肠道的慢性炎症性疾病，其病因可为细菌、霉菌、病毒、原虫等微生物感染，亦可为过敏、变态反应等原因所致。临床表现为长期慢性，或反复发作的腹痛、腹泻及消化不良等症，重者可有黏液便或水样便。

该症属中医学"泄泻"范畴。多为寒热错杂，虚实互见，反复发作，顽固难愈。《景岳全书·泄泻》云："饮食不节，起居不时，以致脾胃受伤，则水反为湿，谷反为滞。华之气不能输化，而致合污下降而泻利矣"，罹患日久，脾胃受损，与《伤寒论》的小建中汤证相合。

【病案举例】

1. 袁金声[39]曾治愈顽固性慢性肠炎1例。范某某，男，58岁。1996年5月17日初诊。患暂腹泻、腹痛、肠鸣近6年，曾在某医院确诊为"慢性肠炎"，经中西医结合治疗无效。自诉腹泻，时作时止，反复无常，利下清稀，内无脓血，食生冷油腻每至加重，伴见腹胀、腹痛绵绵，肠鸣漉漉有声。面色萎黄，胃纳呆滞，小便微黄，舌质胖淡，舌苔淡黄厚腻，两脉濡细。证属脾胃虚弱，寒热之邪错杂其中，中焦气机升降失常。施以温中补虚，辛开苦降之法。拟半夏泻心汤合小建中汤、四君子汤合方加减：桂枝6g，芍药15g，法半夏10g，干姜6g，黄连10g，黄芩10g，炙甘草6g，党参10g，焦术10g，茯苓10g，枳实10g，广木香10g，薏苡仁10g，车前子10g（布包），大枣12枚，自加生姜3片。5剂，水煎服，每日1剂。二诊：自述服药后大便成形，无肠鸣，腹胀痛减，腻苔退薄，已见效机。于上方加川朴10g，行气消胀，继调5剂。三诊：患者精神转佳，面色红润，纳食有增。小便转清，大便已调，舌质尚淡，苔白薄腻，脉濡细而缓。治以顾护中焦，调理脾胃为主。处方：党参15g，焦术10g，茯苓15g，炙甘草6g，黄芪15g，山药15g，桂枝6g，生白芍15g，干姜10g，黄芩6g，黄连6g，川朴10g，焦三仙各10g，大枣6枚。继调10剂。患者病情大为好转。但此病顽固，缠绵难愈，常因饮食不节等诱因而反复发作，故于原法及基本方加减用药治疗，脾虚甚，重用四君；湿盛苔腻者，入藿香、砂仁；腹痛甚，去黄芩；脘胀者加陈皮、木香。继而调治3个月，患者自诉已无不适。饮食、二便复常。精神转佳而病愈。

2. 龙野一雄[40]曾应用小建中汤治疗 1 例 52 岁女性慢性肠炎患者，兼有脚气病数年，表现为易疲劳，肩酸痛，腹胀，脉沉弱，给予小建中汤 1 周后大便成形，其他症状随之消失。

十六、慢性胆囊炎

慢性胆囊炎是指胆囊的慢性炎症，是胆囊的一种最常见的疾病。一般多由急性胆囊炎未彻底治愈引起。慢性胆囊炎者，平时可以无任何表现，或只有轻微的类似胃病的一些表现，如右上腹部隐痛，腹胀（即肚子发胀），嗳气和厌油腻等消化不良表现，若触摸右上腹部（胆囊所在区域）常有触痛感。本病属中医学"胆胀"、"黄疸"、"胁痛"等范畴。

【病案举例】

龙野一雄曾治疗慢性胆囊炎 1 例，53 岁女性，上腹部钝痛，脉沉弱，胆区轻微压痛，并有抵抗感，给予小建中汤治疗，服药 10 日后腹痛减轻，继服 10 日上腹痛完全消失，服药 40 日胆区压痛消失而治愈。

十七、腹痛

本方所治之腹痛为虚寒腹痛，属临床常见之证，多系素体阳虚，虚劳日久，或久病失治，脾运日衰，营卫不足，中焦阳虚里寒所致。

【病案举例】

松本曾治疗一 16 岁女性患者，经常腹痛、肠鸣、腹泻。营养状况尚可，腹直肌紧张。血液及生化检查无异常，给予胃肠功能调节剂以及解痉剂，仍腹痛不止。根据腹部所见，给予小建中汤 1 周后，腹痛基本消失。

十八、癌性腹痛

癌性腹痛临床上常采用麻醉性镇痛药止痛，副作用较大，是目前临床面临的一个重大问题。

【临床应用】

刘翠峰等[41]用小建中汤加味治疗虚寒型癌性腹痛 38 例，收到了满意的效果。38 例患者均经临床或病理确诊为恶性肿瘤。其中男 21 例，女 17 例；最大 80 岁，最小 31 岁；腹痛病程最短 3 天，最长 40 天。其中原发性肝癌 8 例，食管癌肝转移 6 例，肺癌肝转移 5 例，胰腺癌 2 例，结肠癌 4 例，胃癌 11 例，宫颈癌 2 例。所有患者的疼痛标准按世界卫生组织规定的 5 级疼痛分级法判定，38 例中疼痛为 1 级者 6 例，2 级者 12 例，3 级者 15 例，4 级者 5 例。所有患者临床多表现为腹痛，喜暖喜按。白天尚可忍受，夜间加重，伴乏力、纳差、畏寒肢冷，舌淡或边有齿痕，苔薄白或白腻，脉沉迟或弱。中医辨证为虚寒型腹痛。采用小建中汤加味治疗，处方：桂枝、延胡索、甘草各 10g，白芍、山药各 20g，丹参 15g，生姜 3 片，大枣 6 枚，饴糖 30g，若无饴糖可改为红糖 30g。脾气虚甚者加党参、茯苓、白术；阳虚甚者加制附子、干姜；湿盛者加泽泻、车前子、薏苡仁；气血亏虚者加黄芪、当归、枸杞子、鸡血藤。水煎服。每日 1 剂，治疗 7 天为 1 个疗程。夜间疼痛甚者可酌情应用地西泮针或维生素 Ka 针临时镇静止痛。治疗结果：临床缓解 13 例，占 34.2%；显效 14 例，占 36.8%；有效 8 例，占 21.1%；无效 3 例，占 7.9%。总有效率为 92.1%。

【病案举例】

李某，女，55 岁。以"食管癌术后 2 年，放化疗后 1 个月，腹痛 10 余天"为主诉入院。入院前 2 年行食管癌切除术，术后病检为食管溃疡型低分化鳞癌，术后间断地做放疗、化疗。入院前 10 天出现腹痛，喜暖喜按，夜间加重，不能睡眠。伴面色㿠白、畏寒、肢冷、纳差、乏力，舌淡，边有齿痕，苔白滑，脉沉迟。入院体检：一般情况差，中度贫血貌，全身浅表淋巴结未扪及，双肺呼吸音清，心率 90 次/分，律齐，腹软，肝脾肋下未及，右上腹轻度压痛，肝区叩击痛（＋），腹水征（－），双下肢无浮肿。入院后经 B 超等检查，诊断为食管癌肝转移。西医治疗以对症、支持处理。间断静脉滴注复方氨基酸、白蛋白等。中医辨为虚寒型腹痛，以小建中汤加味：桂枝、白术、甘草、延胡索、太子参、当归各 10g，白芍、茯苓各 30g，生姜 3 片，大枣 7 枚，山药、丹参、黄芪各 20g。上药水煎服。每日 1 剂，服时加红糖 20g。用药 3 天后，腹痛减轻，夜间尚可入睡；用药 7 天后，腹痛症状消失，食欲好转，但 B 超仍示食管癌肝转移，肿块大小同前。

十九、血管神经性腹痛

血管神经性腹痛，属于中医学"虚劳"、"腹痛"范畴，主要症状为脐周围搏动性疼痛，时轻对重，病程较长。常伴心悸气短，肢倦乏力，易于疲劳，舌淡苔白，脉弦或虚。从西医学的理论观点来看，本病患者多为神经质，情绪不稳，易于激惹，痛阈低，痛觉敏感，在常人可以耐受的情况下，患者即疼痛难受，西医学认为这可能与血钙偏低，神经肌内装置兴奋性增高，血管平滑肌易于痉挛有关。

【病案举例】

丁广元[42]曾治疗血管神经性腹痛 1 例，症见脐周性腹痛，时轻时重，伴有心悸气短，病程较长，化验检查无异常，服用西药无效，以小建中汤方加黄芪、当归、龙骨、牡蛎等治疗，5 剂而痛减，又加神曲，20 剂后痊愈。

二十、术后肠粘连

术后肠粘连是由于损伤或术后感染引起的肠管与肠管之间，肠管与腹膜之间，肠管与指导腹腔内脏器之间发生的不正常黏附。临床表现轻者可无任何不适感觉或者偶尔在进食后出现轻微的腹痛腹胀等；重者可经常伴有腹痛，腹胀，排气不畅，嗳气，大便干燥，腹内有气块乱窜甚至引发不全梗阻。

【病案举例】

患者，21 岁，女，5 年前行阑尾炎手术后引起肠粘连，经常腹痛、腰部痉挛、头重、全身乏力、便秘、下肢冷、肩酸痛、易疲劳，伴头晕、心悸等。腹诊：腹部手术疤痕处有轻度压痛，略腹胀。龙野一雄根据脉症给予小建中汤。服药 1 个月后腹痛减轻，仍有肠鸣、下肢冷，给予大建中汤半月后诸症好转。因寸脉沉、尺脉稍紧，再次给予小建中汤，2 年后健康状况良好。

二十一、奔豚

奔豚，古病名，《灵枢》、《难经》、《金匮要略》等均有记载，为五积之一，属肾之积。《金匮要略》称之为"奔豚气"。奔豚一由于肾脏寒气上冲，一由于肝脏气火上逆，临床特点为发作性下腹气上冲胸，直达咽喉，腹部绞痛，胸闷气急，头晕目眩，心悸易凉，烦躁不安，发作过后如常，有的夹杂寒热往来或吐脓症状。因其发作时胸腹如有小豚奔闯，故名。从证候表现看，类于西医学的胃肠神经官能症，而出现肠道积气和蠕动亢进或痉挛状态。

《灵枢·邪气脏腑病形》云："肾脉微急为沉厥奔豚，足不收，不得前后。"马莳注："及为奔豚，以肾邪渐积而成也，为足不收，以肾气行于足也，为不得前后，以肾通窍于二便也。"认为奔豚发于肾，因邪中肾脏而发病。《素问·骨空论》记载："此生病，从少腹上冲心而痛，不得前后，为冲疝。"后世医家根据冲疝发病有江豚奔窜之状，将其纳入奔豚范畴，谓之奔豚疝气。《难经·五十六难》云："肾之积，名曰贲豚，发于少腹，上至心下，若豚状，或上或下无时，久不已，令人喘逆，骨痿少气，以夏丙丁日得之。"《难经·五十五难》曰："积者，阴气也，其始发有常处，其痛不离其部，上下有所终始，左右有所穷处。"可见积为有形之病。由上述记载可以看出，认为此病证的病因在"积"。

【病案举例】

李某某[43]，女，57 岁。患者有功能性子宫出血，梅尼埃病，并患有风湿性心脏病，二尖瓣狭窄伴闭合不全，合并完全性左束支传导阻滞。长期以来经常心悸不安，头晕乏力，失眠健忘，气短易汗，胸闷纳差，稍劳累时即感腹部悸动，逆气上冲至胸部，心悸更甚，面色苍白，舌淡红、苔薄白，脉细弱。综合脉症，诊为阴阳气血俱虚，中气不足，水湿上逆之奔豚证。拟益气养血，温中降逆，十四味建中汤加减治疗。处方：黄芪 15g，肉桂 6g，党参 10g，白术 10g，茯苓 10g，炙甘草 10g，当归 10g，川芎 10g，生地 10g，附子 10g，淡苁蓉 10g，白芍 10g，半夏 10g，麦冬 10g，生姜 3 片，大枣 5 枚。煎服，分 2 次服用，每日 1 剂。服药 5 剂，心悸减轻，又进 30 剂，逆气上冲消失，精神食欲增强，开始下床活动，后以上方续服半年，症状基本稳定。

按：本例属心中悸。脾胃属中州，为营卫气生化之源，中气立则化源足，五脏皆可得养。本例久病之体，伤及脾胃，导致阴阳气血受损。十四味建中汤具有温中健脾、大补气血之效，中气立则邪自除，气血足则心自宁。

第六节　心脑血管疾病

一、心律失常

心律失常指心律起源部位、心搏频率与节律以及冲动传导等任一项异常。属中医学"心悸"、"怔忡"、"胸痹"、"心痛"等范畴，多由于脏腑气血阴阳虚损、内伤七情、气滞血瘀交互作用致心失所养、心脉失畅而引起。

【病案举例】

周某[44]，男，33 岁，十二指肠球部溃疡 3 年，屡治疼痛不解，食后脘痞，身倦肢酸，食少便溏，渐致心慌气短，面色萎黄，舌淡红，苔薄腻，脉弦细迟。心率 48 次/分。心电图诊断为"窦性心动过缓"。胃镜检视：慢性浅表性胃炎。此乃脾胃虚弱，中阳不运，生化乏源，心失温养。法当温中益气，缓急止痛。黄芪建中汤，水煎服，每日 1 剂。服药 9 剂，诸症悉除，心率 72 次/分，心电图正常。

按：脾胃属土，为后天生化之源。土虚，化源不足，心失温养，则心慌气短。黄芪建中汤温中益气，缓急止痛，使中气健、化源充，则心有所养，心悸自除。

二、贫血性心脏病

由严重的慢性贫血导致的心脏扩大、心肌肥厚或（和）心功能不全，称为贫血性心脏病。西医学认为，其发病机制主要为血氧供应不足：①慢性严重贫血时心肌长期缺氧出现退行变性，使心脏贮备功能减退。②严重贫血使血液载氧能力明显下降，对机体各系统供氧不足，因而心输出量增加，心脏负荷加重。心输出量增加虽然与血液黏稠度下降、血流加速和心脏收缩力增强有关，但主要是心率和每搏输出量的增加。每搏输出量的增加又与周围小动脉扩张，周围循环阻力下降密切相关，所以周围循环阻力降低，是高心输出量的主要因素。由于心输出量增加，体循环收缩压保持正常，所以左、右心室作功均明显增加，左、右心室扩大和肥厚。持续的心输出量增加必然导致心功能不全。中医学中并无此病名，属"心悸"的范畴，认为其病因在于气血虚。

【病案举例】

陈某某[45]，女，35岁。心跳心悸3个月余，稍劳则咳嗽喘息，头晕，眼花，耳鸣，食少神疲，心胀闷现慌，面色苍白，咽中似有物塞，咯不出，咽不下，但不碍吞食，咽部无肿胀。化验血色素8g。心前区有收缩期吹风性杂音，舌质嫩苔薄白，脉细缓，为营血虚所致。宜补中生血，处以小建中汤，加半夏18g，桔梗20g，橘红30g。服3剂病缓，12剂痊愈。至今未复发。

三、虚性眩晕

本病的证侯特征是突然眩晕，喜静怕动，伴有恶心、呕吐、汗出、面色苍白等。严重者可突然仆倒，发作间歇期长短不一。患者多是平素体质差，思虑劳倦过度，情绪紧张失眠，饥饱失宜，或营养不良，或肾精亏耗，不能生髓，而脑为髓之海，髓海不足，加之用脑过度，上下俱虚等，而发生眩晕。张景岳认为眩晕的病因病机"虚者居其八九，而兼火兼痰者，不过十中一二耳"。《灵枢·素问》说："上气不足，脑为之不满，耳为之苦鸣，头为之苦倾，目为之眩。"

本方适宜于证见脾胃虚寒的神经衰弱、高血压病、贫血等所致的眩晕。"无虚不作眩，当以治虚为主"，小建中汤能暖胃补脾，温中补虚，通过改变体质，矫正体虚而治疗眩晕。属神经衰弱而兼有肾阳虚者，酌加补肾药；属高血压病兼见阳气虚弱者，可加参、术、芪等；属贫血而见气血两亏者可用小建中汤与归脾汤合用。

【病案举例】

邓某某，女，50岁，侨眷。因常发头晕、四肢麻木而来诊。初诊时两侧需人扶持才能步入诊室，消瘦，面色晦暗，眼青唇白，神疲寡言，说话极费力，诉常有眩晕，坐时亦需人扶持，否则易倾倒，不欲食，大便难，小便微黄，舌苔白，脉沉迟，西医诊断为高血压病，现按中医辨证属脾胃虚寒。投以小建中汤加减：桂枝16g，生姜25g，白芍19g，炙甘草16g，大枣31g，饴糖31g（溶服），水4碗，煎取8分，温服，另配用吉林参6g炖服。3剂后病情大有好转，头晕减少，食欲增加，体力增强，以后续用小建中汤加减，1个月后症状基本消失。

第七节　血液和造血系统疾病

一、再生障碍性贫血

再生障碍性贫血，应属于中医学"虚劳"、"虚损"、"血枯"范畴。其病因不外劳倦内伤、饮食失调，或烦劳过劳、房事不节、精血亏耗，或失血过多，营血衰乏，以致肝失濡养，相火偏亢，或气阴两亏，及素体成羸，脾失健运等因素。然临证中所见总属脾胃虚弱，气血生化不足所致者，实为多见。故以小建中汤和调阴阳，辨证加味，温中补虚、益气养血，每能取得满意疗效。

【病案举例】

刁某[46]，男，58岁。该患者发病前无任何疾病，曾在4个月前出现头晕、目眩、心悸、乏力，面无血色而就诊。经检查全血细胞减少，经做骨穿，确诊为再生障碍性贫血。虽每2周输血1次，但病势仍然转重。该病人面白无华，消瘦，腹痛而喜按，舌质淡，苔薄白，脉沉缓，诉起则头目眩晕。此证乃脾胃虚弱，气血不足所致，阴阳俱虚，应属"虚劳"之范畴，当以温中补虚，益气养营之法治之。方用小建中汤加味。药用：白芍20g，桂枝10g，生姜10g，大枣10枚，炙甘草10g，干地黄25g，当归15g，炙黄芪10g，红参15g。水煎去渣后，入饴糖20g再煎，1日分3次温服之。上方服用30余剂，检查血象较前良好，生血功能较旺盛，面舌颜色转红，头晕心悸减轻，脉转和缓有力，继用上方近50剂，经检查，生血功能基本恢复，见该人面唇红润，语言有力，步履如常人。再以上方加减，令其再服1个月观察完全复常。

二、贫血

贫血是指单位容积血液内红细胞数和血红蛋白含量低于正常值。临床上一般指外周血中血红蛋白的浓度低于患者同年龄组、同性别和同地区的正常标准。正常成人血红蛋白量男性为 12～16g/100mL，女性为 11～15g/100mL；红细胞数男性为 400～550 万/mm^3，女性为 350～500 万/mm^3。凡低于以上指标的即是贫血。临床表现为面色苍白，伴有头昏、乏力、心悸、气急等症状。贫血的原因有很多，包括缺铁、出血、溶血、造血功能障碍等。属中医学"虚劳"、"血虚"、"血证"范畴。

【病案举例】

某男[47]，60 岁，10 年前因胃溃疡行胃大部分切除术，近 3 年乏力头昏，心悸气短。体瘦，面苍白，肌肤甲错，反甲，舌瘦，色淡红，苔薄白，脉沉细涩。西医诊断为营养不良，贫血。证属虚劳亡血，气血两虚。治宜建中补虚，气血双调。处方：当归、白芍、阿胶、饴糖各 15g，桂枝、甘草各 10g，生姜 5g，大枣 10 枚，同时口服硫酸亚铁。服药 14 剂后症状改善，服至 2 个月后，血常规正常。

按：本案治疗贫血不是以峻补为主，从求本治疗角度看，建立中气比单用补血更为理想。补血是外因，生血才是内因，血的组成及生成过程中，均离不开气和气的运动变化，即所谓的"气能生血"，故酌用补血而以建立中气为主是治疗贫血的良好途径。

第八节　循环系统疾病

一、病毒性心肌炎

病毒性心肌炎是指由病毒或免疫反应引起的心肌局限性或弥漫性的急性、亚急性或慢性炎性病变。属中医学"心悸"、"胸痹"、"水肿"、"怔忡"、"虚劳"等范畴。其病因虽有外邪入侵，饮食不节，疲劳过度，情志不遂等，但主要为外感邪毒，内陷心包，或寒毒之邪，凝滞心脉，阻痹心血运行，而致胸闷、脉迟，或本痰湿为患，复热毒侵心，与痰相结，瘀阻心脉而见苔腻口苦，心胸憋痛。邪积日久，其势已缓，气阴两虚，心神失养，则神疲，心悸怔忡，五心烦热，脉结代等，气阳两虚，脉失鼓动则胸闷，头晕，脉迟。本方适用于证见气、血虚者，以培补中气，化生气血。

【病案举例】

施某[30]，女，11 岁。心悸、胸闷、气短半年。半年前因感冒后，渐觉心悸、胸闷、气短，触脉有间歇，西医经心电图检查，诊断为"病毒性心肌炎"。经住院治疗 1 个月，早搏及自觉症状基本消失。然出院后，稍作剧烈活动，即觉心悸、胸闷，早搏又复出现。叠经西药治疗，病情无明显改善，于 1997 年 5 月就诊。诊见患儿形胖，面白少华，唇淡，舌淡红，苔薄白略腻，脉细数（90 次/分），不耐按，重按即无，时有歇止，辨为中气不足，营血亏损，心失所养。治以益气建中，养血益营之法，投小建中汤加味，药用：桂枝 10g，白芍 20g，炙甘草 6g，大枣 12g，饴糖冲 2 匙，生姜 10g，红参 10g，茯苓 10g，每日 1 剂，水煎服。服上方半月，心悸、胸闷明显改善，脉无歇止现象。效不更方，守上方出入继服 3 个月，自觉症状消失，心电图正常，能做各项活动。继服药 3 个月以巩固，随访至今病无复发。

按：《伤寒论》102 条云："伤寒二三日，心中悸而烦者，小建中汤主之。"《伤寒论》条文中凡贯以伤寒或中风者，皆示病变初起有一个表证阶段，在外感表证的过程中，出现"心中悸而烦"这一病变特征，颇似西医学的"病毒性心肌炎"，建中剂具建中补脾，调和营卫之功，故临症遇之，以小建中汤加味治疗，多取得良好效果。《难经·十四难》曰："损其心者，调其营卫。"故心悸而以建中剂治之；其二，心虽为血脉之主，然脉之动力必赖胃气也。《素问·平人气象论》云："胃之大络，名曰虚里，贯膈络肺，出于左乳下，其动应衣，脉宗气也。"脉主动有教宗气，而宗气属胃，故心悸之病而以建中治之。

二、室性早搏

室性早搏亦称室性期前收缩，是临床上最为常见的心律失常。室性早搏的临床症状有很大的变异性，从无症状、轻微心悸不适，到早搏触发恶性室性心律失常致晕厥或黑蒙。属于中医学"心悸"的范畴。

【临床应用】

刘涛等[48]曾应用本方治疗了 60 例室性早搏病人，并观察了疗效与心率的关系。其中男 24 例，女 36 例；年龄 18～40 岁，平均年龄 31.2 岁；病程 15 天～2 年，平均病程 6.5 个月。病人均素体虚弱，病程长短不一，时发时止，心悸不宁，饱食或活动后加重，胸闷气短，严重者不能平卧，倦怠乏力，失眠，口渴或不渴，面色苍白，形寒肢冷，周身疼痛，舌淡苔白或舌红少苔，脉象迟缓或细数、结代。采用小建中汤原方治疗，早、中、晚 3 次水煎服。服药期间，停服其他一切中西药物。15 天为 1 个疗程，2 个疗程后评价疗效。结果小建中汤对于心率 60～75 次/分的病例疗效显著，对于心率 75～90 次/分的病例则疗效明显降低；所有有效病例的见效时间都是在服药后的 7 日内，且很多有效病例服药后立刻见效。

三、低血压

血压收缩压低于 100mmHg，伴头昏、眩晕或晕厥，四肢乏力软弱等症状者即为低血压。西医在治疗方面没有理想的方法。中医典籍中并没有低血压这一病名，但关于低血压的症状多有论述。中医学认为，此病多因先天禀赋不足，后天失养、思虑过度而致气血衰少，气虚阳弱、鼓动无力、气血不能充分通达四末所致。

【病案举例】

龙野一雄[40]曾治疗一 53 岁女性，低血压兼有脚气病，肩酸痛、睡眠差、腹胀满，腓肠肌紧张、膝反射消失。给予小建中汤 1 个月后症状全部消失。

第九节　神经系统疾病

一、三叉神经痛

三叉神经痛是一种在面部三叉神经分布区内反复发作的阵发性剧烈神经痛。其临床症状表现为在头面部三叉神经分布区域内发生骤发、骤停、闪电样、刀割样、烧灼样、顽固性、难以忍受的剧烈性疼痛。中医学认为三叉神经痛的发生、发展与肝和脾胃有着密切的联系。

【临床应用】

有报道称[49]口服小建中合剂，每次 20mL，早、中、晚各 1 次，5 天为 1 个疗程，可治疗三叉神经痛。经用药 1～4 个疗程，治愈者 20 例，经随访 1～2 年，无 1 例复发。配方中桂枝能健胃、解痉、镇痛，与有抑制中枢作用的白芍合用，则镇痛作用加强，故治疗三叉神经痛有效。

二、贲门失弛缓症

食管－贲门失弛缓症又称贲门痉挛、巨食管，是由食管神经肌肉功能障碍所致的疾病，其主要特征是食管缺乏蠕动，食管下端括约肌高压和对吞咽动作的松弛反应减弱。临床表现为咽下困难、食物反流和下端胸骨后不适或疼痛。西医对本病的病因迄今不明，一般认为本病属神经原性疾病。中医辨证为脾虚，从中焦虚寒论治，属中医学"噎膈"范畴。

【病案举例】

魏氏[50]曾治愈 1 例贲门失弛缓症。患者，李某某，女，24 岁。1967 年 6 月 6 日诊。患者于 6 个月前觉吞咽梗阻，食后呕吐，时轻时重。轻时，吞咽干食困难；重时，稀饭、开水均难咽下。伴胸胁疼痛，失眠易怒。1 个多月前，钡餐检查：食道边缘光滑，下端变尖，成锥形改变。西医诊断为贲门失弛缓症。因吞咽梗阻，食后呕吐加重，而来就诊。病员面色苍白，语声低微，倦怠乏力，烦躁易怒，舌质淡嫩，苔少而干，脉细弱。辨证：中焦虚寒，脾胃失健。治法：温中补虚、健脾强胃，健中汤主之。处方：桂枝 30g，白芍 60g，炙甘草、大枣、生姜各 10g，饴糖 100g。8 剂后，症状消失。后经钡餐检查：食道轮廓完整、光滑，黏膜皱壁走行规则，蠕动正常。随访 2 个月余，先后进行食道钡餐检查 3 次，食管均未发现异常。

三、失眠

失眠，通常指患者对睡眠时间和或质量不满足并影响白天社会功能的一种主观体验。中医学称其为"不寐"、"不得眠"、"不得卧"、"目不瞑"。中医学认为，失眠的主要病机为脏腑功能阴阳失调，气血失和，致心神不安或心神失养所造成。

中青年失眠的病因主要以精神因素及生活无规律因素两方面所致，其精神因素主要表现在平日思想负担较重及精神压力大、思虑过多等。由于过度的精神因素，耗损人体的气血，致肝气郁滞，心神失养而失眠，老年失眠症主要与脏腑功能衰退有直接关系，以血液循环减慢，气血不足，肝肾阴虚，使大脑动脉硬化，大脑缺少血液的营养而导致失眠，临床多以气虚、血虚、血瘀为主要病理，失眠症主要表现为夜晚难以入眠，睡眠较浅，醒后难以入眠，1 天中零星睡眠较多，同时伴夜尿多、畏寒、心悸健忘、头昏、大便秘、纳差以及血脂高、血压高，动脉硬化。

【临床应用】

张传平[51]曾采用小建中汤加减治疗老年性顽固性失眠 54 例，收效颇佳。其中男 35 例，女 19 例。年龄 56 ~ 84 岁，平均 70 岁，病程最短 2 年，最长 6 年。患者按病情分成 3 型。轻型仅表现为入睡困难，睡眠时间及深度尚可；中型表现为睡眠时间及深度不足，入睡困难，时醒时寐，寐而不酣，夜寐多梦；重型则表现为彻夜难眠。全部病例随机分成两组，治疗组 34 例，其中轻型 9 例，中型 16 例，重型 9 例；对照组 20 例，其中轻型 6 例，中型 9 例，重型 5 例。治疗组采用小建中汤加减治疗。芍药、夜交藤、女贞子、炒枣仁各 20g，桂枝 9g，生姜 10g，大枣 12 枚，炙甘草、五味子各 6g，百合 30g，当归 15g，水煎取汁，兑入饴糖 30g，分 2 次温服，每日 1 剂。对照组用阿普唑仑 0.8mg，于每晚睡前服用。结果：治疗组临床治愈 6 例，显效 18 例，有效 10 例，总有效率 100%；对照组临床治愈 2 例，显效 8 例，有效 4 例，无效 6 例，总有效率 70%。经统计学处理，两组总有效率有非常显著性差异（$P < 0.01$），治疗组优于对照组。

【病案举例】

1. 患者，李某[52]，女，45 岁，2000 年 3 月初诊。主诉失眠 3 个月。患者素寐不实，近 3 个月症渐加重，夜难入寐，寐后 1~2 小时又醒，醒后即难入寐，多梦。白天精神困乏，纳食不香，心悸，烦躁，便干稀不调，经来量少，色暗有块。叠进养心、安神、滋阴降火之剂及西药镇静剂，症情改善不著。诊见面白唇淡，暗斑密布，舌淡红，苔白，边多齿痕，脉虚大无力，右脉为著，辨为中气不足，营血亏虚，升降失和，治以益气补中，以正升降，养血安神之法，投归芪建中汤加味，药用：黄芪 30g，当归 20g，桂枝 10g，白芍 20g，炙甘草 10g，大枣 10g，生姜 10g，饴糖 2 匙冲，砂仁 10g，红花 10g。上药服 5 剂后，睡眠明显改善。守上方继服半月余，睡眠恢复正常，余症亦基本消失。

按：失眠又称不寐，《内经》或以阳不入阴言之，或以胃不和言之，实则二者皆一。如上所云，中土脾胃主乎升降，分言之，则脾以升为健，胃以降为和。阳之出阴赖于升，阳之入阴赖于降，故胃之不和，阳之不降，不得入阴，则卧之不安。对于胃中痰结，闭阻降道，致阳不入阴者，《灵枢》有半夏秫米汤以化痰开结，恢复降道。若中气不足，升降失和，而致阳不入阴者，则宜建立中气，恢复升降。

2. 蔡某[53]，男，19 岁，因受凉后发热、汗出、鼻塞、全身酸痛，经抗炎等治疗 1 周后热退，现汗出，心中动悸，神烦不得眠。属表未解而里气虚。治当内益气血，外和营卫。药用：桂枝 10g，白芍 18g，炙甘草、生姜各 6g，大枣 8g，饴糖 45g。上 5 味，煎取汁，纳市售之饴糖，文火另熔，温服。予服 3 剂则表证解睡眠好转。继服 4 剂而安。

按：《伤寒论》第一百零二条："伤寒二三日，心中悸而烦者，小建中汤主之。"心中悸者血气不足，心失所养，烦者热也，伤寒表未解，里气先虚，为邪所扰，治当安内以攘外，中州建，则邪可去。

四、抑郁

抑郁症是一种常见的心理障碍，中医学称之为郁证。《灵枢·素问》曰"太息"，《灵枢·本神》曰"愁忧"。《杂病源流犀烛》则云："思者，脾与心病……或有劳心思虑，损伤精神，致头眩目昏，心虚气短，惊悸烦热者；有思虑伤心，致心神不足，而不能寐者……有因思虑劳伤心脾，致健忘失事……。"本病的发病与精神因素的刺激有密切关系。元代名医朱震亨在《丹溪心法》中指出："气血冲和，百病不生；一有拂郁，诸病生焉。故人身诸病，多生于郁。"清代医家张志聪在《张氏医通》中也说："郁症多缘于志虑不仲，而气先受病。"

【临床应用】

尾崎哲等[54]探讨了小建中汤的抗抑郁作用，考察其对被诊断为轻–中度抑郁情绪同时伴有食欲不振的16例患者的各种精神症状的作用，结果表明该方对精神症状全面改善有作用，尤其对抑郁情绪有效，且无副作用。对16例患者进行评价的结果显示 P 值（精神症状）在该方的有效范围内呈高值。由此认为该方的适应证为抑郁情绪。

参考文献

[1] 黄仰模，陈志勇，章文平，等.《金匮要略》治风湿病方剂探要. 中华中医药学刊，2008，26（3）：471－472.

[2] 饭山和郎，新井信. 汉方と最新治疗. 2003，12（2）：149－151.

[3] 潘汉萍，张卫萍. 小建中汤治验两则. 湖北中医杂志，1997，(3)：49.

[4] 叶天士. 叶天士医案大全. 上海：上海中医药出版社，1997：69－70.

[5] 愈长荣，俞宜年. 临床运用小建中汤的体会. 福建医药杂志，1981，5：47－49.

[6，8] 张雪，金东明. 小建中汤临床应用最新进展. 中华中医药学会第十三届仲景学说讨论会论文集，142－145.

[7] 李凤翔. 国医论坛，1987，1：23.

[9] 陈麟. 小建中汤治疗内科急症举隅. 湖南中医杂志，1987，5：30.

[10] 吴达昌. 小建中汤治验两则. 湖北中医杂志，1997，6：34－35.

[11] 马志才. 小建中汤应用与中医继承. 仲景学术研究，2003，460－462.

[12] 周来兴. 消化性溃疡中医诊治的思路与方法. 中国医药学报，2004，19（1）：53.

[13] 郭静先. 消化性溃疡病机探微. 现代中西医结合杂志，2005，14（2）：152－153.

［14］Zhou Guangqian. Treatment of Peptic Ulcer with Xiao Jianzhong Tang – A report of 80 cases. Journal of Traditional Chinese Medicine, 2005, 1：23 – 24.

［15］赵美华. 小建中汤加味治疗 21 例胃脘痛的体会. 江西中医药, 1994, (4)：52.

［16］舒彤. 陈瑞春治疗痛症经验. 江西中医药, 1996, 2：6.

［17］韩淑华, 林晓波. 小建中汤的临床应用. 中国医药导报, 2007, 4 (35)：97 – 98.

［18］吴华阳. 小建中汤药物性味配伍与临床运用机制探析. 中医药学刊, 2005, 23 (5)：904 – 905.

［19］边广军, 王志辉, 吕登仕. 小建中汤治疗胃脘痛 96 例. 陕西中医, 2007, 28 (9)：1150 – 1151.

［20］岳锦生. 中医对慢性胃炎的认识. 中国当代医学, 2007, 6 (15)：96.

［21］华晓宁, 李潺潺. 小建中汤加减治疗慢性胃炎的临床体会. 武警医学, 2001, 12 (4)：237.

［22］佟波. 小建中汤加减治疗老年慢性胃炎 60 例. 实用中医内科杂志, 2007, 21 (10)：50.

［23］马馨兰. 小建中汤治疗慢性胃炎 58 例. 实用中西医结合杂志, 1998, 11 (1)：71.

［24］陈彩国. 黄芪建中汤合左金丸加减治疗慢性胃炎 86 例. 中国医师杂志, 2002, 4 (8)：899 – 900.

［25］牛玉生. 小建中汤加减治疗萎缩性胃炎 96 例. 河南中医, 2007, 27 (3)：22.

［26］华晓宁, 李潺潺. 小建中汤加减治疗慢性胃炎的临床体会. 武警医学, 2001, 12 (4)：237.

［27］张长恩, 陈燮梅. 小建中汤症探究. 北京中医杂志, 1994, 5：43 – 45.

［28］何进观, 秦方明, 李文君. 内镜下微波凝固合小建中汤治疗疣状胃炎 68 例. 浙江中西医结合杂志, 2004, 14 (6)：383.

［29］张春蓉. 小建中汤加白术治疗习惯性便秘 20 例. 新中医, 2004, 36 (2)：61.

［30］赵琳. 略谈小建中汤及其类方的临床运用. 广西中医学院学报, 2000, 3：64 – 65.

［31］唐盎举. 小建中汤在临床中的运用体会. 黑龙江中医药, 2007, 5：15 – 16.

［32］王孝续, 陈生. 陈大启老师运用小建中汤的经验. 北京中医杂志, 1989, 2：5 – 6.

［33］张吉兰. 加味小建中汤治疗乙型肝炎临床体会. 中级医刊, 1990, 25 (6)：59 – 60.

［34］刘红书. 小建中汤治疗慢性乙型病毒性肝炎合并胃粘膜病变. 山东中医杂志, 1999, (5)：211.

［35］张尔新. 用小建中汤治疗阴黄的体会. 甘肃中医, 1996, 2：24.

［36］熊东明. 小建中汤新解. 熊东明医案. 1975, 12.

［37］曹永芬. 小建中汤运用四则. 贵阳中医学院学报, 2001, 23 (2)：43 - 44.

［38］杨军, 樊春燕. 小建中汤加减治疗肠易激综合征 36 例. 陕西中医, 2005, 26 (9)：920.

［39］刘喜德. 袁金生教授精方验案 2 则. 贵阳中医学院学报, 1997, 19 (4)：10 - 11.

［40］张苗海. 小建中汤在日本的临床应用. 国外医学中医中药分册, 2004, 26 (1)：12 - 14.

［41］刘翠峰, 郭雅明, 刘铁虎. 小建中汤加味治疗虚寒型癌性腹痛 38 例. 实用中医药杂志, 2000, 16 (12)：17.

［42］丁广元. 加味小建中汤治疗血管神经性腹痛. 江苏中医, 1996, 11：17.

［43］吴卫明. 心悸辨治心得. 现代中医药, 2002, 4：53.

［44］薛春柏. 经方治疗心律失常举隅. 河南中医, 1995, 15 (2)：75 - 76.

［45］姜志学. 小建中汤治验. 四川中医, 1987, 4：14.

［46］郑桂馥, 马龙侪. 马骥临证运用小建中汤经验. 黑龙江中医药, 1995, 6：1 - 2.

［47］王洁新. 应用千金内补当归建中汤加味治疗贫血. 中医药学报, 1991, 2：19.

［48］刘涛, 包红. 小建中汤治疗室性早搏 60 例临床观察. 中国实验方剂学杂志, 2005, 11 (6)：50.

［49］刘建英. 小建中汤新用. 家庭中医药, 2005, 3：50.

［50］魏传余, 刘带林. 小建中汤治愈一例贲门失弛缓症. 四川中医, 1987, 12：22.

［51］张传平. 小建中汤加减治疗老年性失眠. 实用中医药杂志, 2001, 17 (8)：16.

［52］赵琳. 略谈小建中汤及其类方的临床运用. 广西中医学院学报, 2007, 17 (3)：64 - 65.

［53］刘永光. 经方加减治疗失眠四则. 时珍国医国药, 2003, 14 (1)：32.

［54］尾琦哲, 黄欣. 小建中汤的抗抑郁作用. 国外医学·中医中药分册, 1993, 15 (5)：7 - 9.

第二章

外 科 疾 病

第一节　肿瘤化疗反应

目前恶性肿瘤的发病率逐年增高，在治疗上以往多主张以手术为主，放疗及化疗为辅的治疗模式，目前化疗越来越被重视。但化疗过程中常出现严重的胃肠道反应，表现为：食欲不振、恶心呕吐、四肢乏力、腹胀、腹泻，或便秘、舌质淡、苔薄，脉细。此为脾胃损伤，健运失司所致，当以健脾和胃法治之。

【临床应用】

陆培芬等[1]观察了四君子汤合小建中汤缓解胃肠道恶性肿瘤患者手术和辅助化疗后虚证临床证侯及其免疫调节作用。90 例病人随机分为治疗组和对照组，各 45 例。其中治疗组男 33 例，女 12 例，中位年龄 64.3 岁。病种分布：食道癌 5 例，胃癌 11 例，结直肠癌 29 例。病期分布：Ⅱ期 9 例，Ⅲ期 30 例，Ⅳ期 6 例，采用四君子汤合小建中汤治疗。处方：党参 9g，白术 9g，茯苓 9g，炙甘草 6g，桂枝 9g，白芍 15g，生姜 3g，大枣 15g。气虚严重者加黄芪 9g；兼湿阻者加半夏 6g，厚朴 9g；兼纳呆者加焦山楂 12g，神曲 12g，炙鸡内金 9g。每日 1 剂，水煎服。治疗 6 周。对照组男 36 例，女 9 例，中位年龄 65.1 岁。病种分布如下：食道癌 3 例，胃癌 10 例，结直肠癌 32 例。病期分布：Ⅱ期 10 例，Ⅲ期 28 例，Ⅳ期 7 例，采用单纯西药治疗。选用双歧杆菌三联活菌胶囊、甲氧氯普胺、多酶片、维生素 C、鲨肝醇、利血生（不包括 GCSF）等对症处理药物，但不使用白细胞介素－Ⅱ、肿瘤坏死因子等可能影响免疫功能的药物。结果：治疗组在改善胃肠道恶性肿瘤患者虚证证候，提高和调节免疫功能等方面明显优于对照组。

【病案举例】

1. 胃贲门癌术后　患者[2]，男，40 岁。曾行胃癌根治术，病理为腺癌Ⅰ级，侵及肌层 1/2。已累及食道下端，术后曾化疗。初诊时主诉常感胃脘隐痛。于饥饿时易发，得食或温按后尚能缓解，时感虚烦不宁，心中悸动，纳谷不馨，神疲乏力，短气困倦，动则易汗出，治拟温中补虚，缓急止痛。处方：饴糖、白芍、炙甘草、桂枝、当归、佛手、陈皮、大枣、党参、白花蛇舌草等。上述方药酌情加减治疗半个月，胃脘疼痛减轻，胃纳略有增进，近因受寒后，大便日行 3~4 次，便溏色黄，泻后更感疲惫，苔白根微腻，脉细濡。于上述方药基础上加茯苓、生熟薏苡仁、炒白术、白扁豆、生黄芪等。调服 1 个月左右，症情明显好转，继续辨证治疗，并加服抗肿瘤成药消瘤净，服药 3 年余，现随访见病情稳定，已恢复半天工作。

按：患者为胃癌术后脾胃虚寒，营卫不足之胃脘疼痛，由于中气虚寒，不得温煦，所以腹中疼痛，喜得温按，按之或食后痛减。方中饴糖合桂枝甘温相得，能温中补虚。饴糖、甘草合芍药，甘酸相须，能和里缓急。又以生姜之辛温，大枣之甘温，辛甘相合，能健脾胃而和营卫。生黄芪补气升阳，温通阳气，同党参相伍，则增强益气作用，同白术、茯苓则运脾湿，同桂枝则治卫虚汗出，故方中加入生黄芪之补气佳品，更增其效。此外，取白花蛇舌草清热解毒，散瘀利湿，多用于消化道肿瘤。并加自制成方消瘤净，由三七、桂枝、蜈蚣、地龙等。行气活血、清热解毒药组成，其功效、主治均符合胃癌的病理变化，恰中病机，取得了较好的疗效。

2. 乳癌术后虚损　患者[2]，女，36 岁。1987 年行右侧乳癌根治术。病理：囊性乳头状腺癌，1/3 淋巴结阳性。手术后感神疲乏力，头晕耳鸣，手足发冷，动则心悸汗出，甚则晕厥，术后 3 个月即月经来潮，但量少色淡。小腹拘急，痛引腰背，经期感恶风咽干，面容萎黄，舌淡苔薄，脉细弦。辨证系术后气血大亏，阴阳俱虚，渐成虚损，治拟建中，调和阴阳，归于平衡。方药：饴糖、白芍、桂枝、炙甘草、大枣、生黄芪、煅牡蛎、浮小麦、稽豆衣、当归、麻黄根、茯苓、蒲公英。以上方药服 2 周后，眩晕、恶风均有好转，汗出已止，但觉夜眠不安，梦扰纷纭，胸胁不舒，于原方去煅牡蛎、浮小麦、麻黄根，加炒枣仁、合欢皮。续服中药 1 年左右，仍用小建中汤为主方，加减运用，诸症悉平，至今随访采见复发。

按：患者系术后中气已虚，气血大亏，渐至虚损。阳气不足则卫虚失于外护，致卫外不固，故手足发冷，汗出恶风，营虚失于内守，不能濡养周身而头晕、心悸、咽干、月经量少。以小建中汤治虚劳里急诸不足，侧重建立中焦阳气。方中加入黄芪，更增补气扶正作用。另方中寓牡蛎散（黄芪、麻黄根、牡蛎），益气同表、潜阳敛汗。脾气足表固，汗出自止。加入当归，则为当归建中汤，古方用治产后虚羸，血虚腹痛，取当归补血调经，活血止痛之功，既能活血，又能行血。蒲公英清热解毒，消痈散结，故乳痈、乳岩为首重焉。此病案为乳癌根治术后之虚损，术中发现已有淋巴结转移，用上述方法，扶正祛邪而获效。

第二节　肠风痔漏

《本事方后集》有关于小建中汤治疗肠风痔漏的记载："治肠风痔漏，赤芍药、官桂去皮，甘草炙，以上等份，右（口父）咀，每服二钱，生姜二片，白糖一块，水一盏，同煎至七分，去滓，空心服。"

参考文献

[1] 陆培芬，束家和，吴丽英，等. 四君子汤合小建中汤治疗胃肠道恶性肿瘤手术和化疗后45例临床观察. 云南中医中药杂志，2007，28（10）：20－21.
[2] 陈伟. 钱伯文教授运用小建中汤治疗肿瘤的经验. 杏苑中医文献杂志，1994，25－27.

第三章

妇科疾病

第一节 产后病

一、产后发热

产后发热，出自《医学纲目》，临床表现为产妇分娩后持续发热，或突然高热，并伴有其他症状。常见症状为外感、气虚、血虚、血瘀、食滞、感染邪毒等因素引发。本方适用于气血虚引起的发热。

【病案举例】

1. 患者[1]，女，28岁，产后发热2个月不退，体温38～40℃，汗多，面色萎黄，口唇、指甲无华，骨瘦如柴，皮肤干皱，精神萎靡，左臀褥疮如掌大，凹陷色淡，脓稀。证属产后病久体虚，脾胃气虚，阳陷入阴，气虚发热。治宜补中益气，托里排脓，归芪建中汤主之。方药组成：黄芪60g，桂枝6g，白芍15g，当归12g，党参12g，白术10g，升麻6g，柴胡6g，炙甘草10g，大枣7枚，饴糖60g，忍冬藤12g，服15日后神清热退，再加入蚤休30g，忍冬藤18g，加减调治2个月余，热退汗止，谈吐流利，臀部褥疮愈合。

按：产后脾胃气虚，气虚发热，遵效甘温除热之法，故用归芪建中汤合补中益气汤加减治之。方中重用黄芪补气，又寓意当归补血汤之义，以求阳气来复，俾阳生阴长，气充血濡，则浮阳自敛。

2. 王某[2]，女，27岁。1996年4月初诊。产后7日发热，体温波动在38～38.5℃，经用多种抗生素热势不退。昼轻夜重，汗多，面色萎黄，冷漠不语，口干而渴，舌质淡、苔薄黄，脉急数。证系产后血虚气浮，虚阳不能统摄于里，而热浮于外，治当补中益气，养血固脱。处方：饴糖80g，白芍24g，党参、桂枝各12g，黄芪60g，白术10g，升麻、柴胡、炙甘草各6g，水煎，置冰箱冰凉服之。药进4剂，体温降至37.2℃以下。

按：产后高热不退，乃气血亏虚，外邪乘之，营卫失和。循"甘温除热"之法，用小建中汤合黄芪、党参、白术、当归以健脾益气养血，调其营卫以顾本，佐升麻、柴胡以升阳举陷和解治其标。冰凉后服药，乃取"热因寒用"之义。

二、产后惊悸、腹痛

因产后耗血伤气，致中气不足，此取小建中汤调营卫，建中气之法。如《千金方》中治"产后苦少腹痛，芍药汤"。《圣济总录》卷第一百六十三中记载："产后气血俱虚，心气不足，风邪乘虚入于手少阴之经，则神气浮越，举动多惊，心悸，目睛不转者，是其候也……芍药汤方。赤芍药（锉一两）芎牡丹皮玄参当归（切焙）人参（各半两）五味子麦门（炙半两）上一十二味，粗捣筛，每服三钱匕，水一盏，煎七分，去滓温服，不拘时候。"

【病案举例】

1. 有产妇[3]，未满月，邻女新婚，鞭炮突鸣，惊而悸，不自觉则心悸，眠中常惊醒，胃脘满闷。此因惊动中，伤其中气，以小建中汤加云苓60g，远志10g，服之立效。

2. 王某[4]，女，30岁。患者于3天前顺产，男婴，产时出血较多。今小腹隐痛，且有加重之势，痛时加压揉按或热敷则痛减。查体：面色萎黄，精神欠佳，伴头晕目眩、恶心，舌质淡，苔薄，脉虚细。辨证为产后血虚，胞脉失于温养，风邪乘虚侵袭所致。治宜温中补虚，缓急止痛，调理营卫。方用小建中汤加当归、益母草。处方：桂枝6g，甘草、赤白芍、益母草各10g，生姜9g，当归、饴糖各12g，连进4剂。复诊时腹痛消失，精神转佳，原方加党参、黄芪各15g，再进4剂，调治而愈。

三、节育术后附件粘连

【病案举例】

刘某[4]，女，29岁。患者孕3产3后行腹式输卵管包埋结扎术。术后6个月出现少腹隐痛，随后症状逐渐加重，伴腰部酸痛，头昏乏力，经汛先后不定，量少色紫，双侧少腹有压痛，怕冷，舌质淡红，苔薄白，脉弦涩。妇科检查：双侧附件轻微粘连。此系手术损伤冲任，伤及精血，滞阻胞脉所致。治以温中补虚，活血止痛。小建中汤加味：桂枝、川芎、甘草各6g，赤白芍、饴糖各12g，当归、枸杞子各15g，杜仲10g。服药8剂，诸症明显减轻。效不更方，续原方再服6剂而愈，半年后随访，未见复发。

四、人流术后腹痛

人流术后腹痛临床较为多见。由于人流术易损伤胞脉，伤及气血，造成气血亏虚，运行不畅，进而瘀阻胞宫，不通则痛。《金匮要略·妇人杂病脉证并治第二十二》中也载"妇人腹中痛，小建中汤主之。"

【临床应用】

王蓓等[5]曾经方小建中汤加味治疗35例人流术后腹痛患者，均取得较好疗效。35例患者均为门诊病人，其中年龄20~25岁24例，26~35岁8例，36~40岁3例；孕期7周5例，8~10周28例，11~12周2例，初产妇22例，经产妇13例。采用吸宫术者26例，钳刮术者9例。此35例患者术后均出现腹痛下坠，腰膝酸软，或腹部隐痛不适，倦怠乏力，白带较多或颜色粉红，舌质暗淡，舌苔薄白，脉象弦细或沉细。方药：桂枝、甘草、延胡索各15g，白芍、饴糖各30g，生姜、大枣、蒲黄各10g。每日1剂，水煎服。结果服药3剂痛止者27例，服药4~6剂痛止者8例。取得较好疗效。

五、恶露不尽

《胎产心法》云："生后恶露不止，非如暴崩漏下之多也，由于产时伤其经血，虚损不足，不能收摄。"

【病案举例】

漆某[6]，女，28岁，素体虚弱，患者于20天前行人流术后出血不止，量不多，色淡，腹痛绵绵，头晕头昏，精神疲惫，气短懒言，乏力纳差。住院治疗静脉滴注抗生素、氨基酸，服生化丸、归脾丸等无效。症见面色萎黄，少气懒言，不思饮食，头昏头晕，动则尤甚，阴道流血不止，量少色淡，少腹时痛，舌淡，苔薄白，脉沉细无力。证属气虚失统，冲任不固。用小建中汤原方加艾叶炭、阿胶，10剂痊愈。

按：此患者非正常生产分娩，行人流术后损伤更大，加之平素体质虚弱，更致气血亏虚，冲任不固，不能收摄，故用小建中汤温中补虚，加阿胶、艾叶炭养阴益气摄血，故诸药合用，标本同治而血自归经。

六、产后癫狂

产后癫狂是以胎儿娩出后躁动不安，喜怒无常，阳证亢进和自哭自笑、自言自语、目直痴呆不语、恐惧、腹痛为特点的一类病证。《胎产指南》、《济阴纲目》中均有关于此症的记载。

【病案举例】

患者[6]，女，23 岁，于产后 5 天因其新生儿发烧担心是破伤风引起癫狂，登高而歌，狂言乱语 1 个月。诊见焦虑善疑，不欲见人，心悸怔忡，烦躁失眠，问其不答，时而掩面哭泣，时而狂言乱语，面色萎黄，倦怠少食，舌质淡，苔薄白，脉弦细稍数。证属气血亏虚，神失所倚。用小建中汤去饴糖加远志、木香、龙骨、牡蛎、茯神后改用逍遥丸善后。

按： 此患者由于分娩出血，耗伤气血，又因其子患病，忧郁成疾，未得及时诊治，病久损伤心脾，心神失养，神失所倚，造成癫狂。方中小建中汤培补元气，用远志、木香、龙骨、牡蛎、茯神养心安神定志，全方共奏温补气血，养心安神之效，故癫狂告愈。

第二节　妇科杂病

一、更年期综合征

更年期综合征系指由于更年期精神心理、神经内分泌和代谢变化，所引起的各器官系统的症状和体片综合证候群。西医学认为是由雌激素水平下降而引起的一系列症状。中医学则认为是由于肾气渐衰，脾气失旺，因此建其中，温其肾，使肾气旺盛，中土得运，故而获良效。

【病案举例】

患者[1]，女，48 岁，近 2 年来月经紊乱，伴形寒肢冷，颜面水肿，心悸汗多，失眠头晕，大便溏，面色萎黄，唇淡，舌淡有齿痕，脉虚弦。血压波动在 170～140/110～90mmHg（1mmHg = 0.133kPa），尿常规正常。西医诊断为更年期综合征，中医辨证属脾肾虚衰。治以温补脾肾。处方：桂枝 6g，白芍 12g，白术 10g，黄芪 15g，党参 15g，熟地 10g，山茱萸 10g，当归 10g，炙甘草 6g，大枣 7 枚，生姜 3 片，每日 1 剂，连服半月，药后尚适，肿消寐安，精神好转。谨守原方，每次自经前后期连服 5～7 剂，调治 3 个月而愈。

二、崩漏

崩漏是指妇女非周期性子宫出血，其发病急骤，暴下如注，大量出血者为"崩"，病势缓，出血量少，淋漓不绝者为"漏"。崩与漏虽出血情况不同，但在发病过程中两者常互相转化，如崩血量渐少，可能转化为漏，漏势发展又可能变为崩，故临床多以崩漏并称。病名见于《济生方》。《景岳全书·妇人规》云："凡见血脱等症，必先用甘药先补脾胃，以益发生之气……但使脾气强则阳生阴长，而血自归矣。"

【病案举例】

李某[6]，女，45岁。经血淋漓不断2个月，色淡质稀，或挟有少量血块，伴见身体倦怠，头昏气短，心悸怔忡，曾以更年期综合征服更年康、谷维素、维生素B、云南白药等罔效。血压18/10kPa，血红蛋白90g/L，有慢性结肠炎病史。证属脾虚气弱，统摄无权，冲任不固。治宜健脾益气，固冲止血。方用小建中汤加减：桂枝8g，白芍、生姜、党参、茯苓、白术各10g，阿胶15g（烊化），血余炭、益母草各20g，5剂后患者精神转佳，头昏头晕减轻，阴道偶有少量出血，仅在活动后出现，原方继服7剂而告痊愈。

按：患者近绝经之际，天癸竭止，冲任脉虚，加之有慢性肠炎病史，脾气虚弱，使经血失其约束而致久漏不止，漏下日久，又使气血更虚。用小建中汤加党参、茯苓、白术健脾益气，配阿胶、血余炭固冲摄血，益母草补气摄血而不留瘀。诸药合用，效如桴鼓。

三、子宫肌瘤

子宫肌瘤又称子宫平滑肌瘤，是女性生殖器最常见的一种良性肿瘤。多无症状，少数表现为阴道出血，腹部触及肿物以及压迫症状等。中医学认为，子宫肌瘤因七情内伤、脏腑功能失调、气滞血瘀而成。

【病案举例】

龙野一雄[7]曾用小建中汤治疗1例40岁子宫肌瘤患者，患者有核桃大小的子宫肌瘤，腹诊在耻骨上缘能触到无痛硬结，脉弱、全身疲劳。采用本方治疗约3个月后子宫肌瘤明显缩小。

四、阴道炎

阴道炎是阴道黏膜及黏膜下结缔组织的炎症，是妇科门诊常见的疾病之一。中医学中无此病名，本病的发生，中医多责之于肝、脾、肾三脏及风、冷、湿、热之邪。

【病案举例】

村田[8]曾治疗1例59岁女性患者，主诉下腹痛、腹胀、外阴瘙痒2周。被诊断为大肠杆菌性阴道炎，外用阴道栓剂7日无效。就诊时除瘙痒外，还有耻骨上缘至左大阴唇疼痛，夜间多次痛醒，伴腹胀、二便无异常，更年期指数为84。腹部柔软，盆腔内未见异物，阴道壁稍萎缩，有少量黄白色分泌物，外阴萎缩但无异常。阴道分泌物培养呈阴性，血白细胞7300，C反应蛋白为0.150。先给予龙胆泻肝汤，1周后因倦怠、乏力等改为小建中汤。2 周后乏力减轻，因时有外阴部放射性疼痛，继续给予小建中汤 2 周，诸症改善。更年期指数降至 68。

第三节 妊娠病

一、先兆流产

先兆流产，古称"胎漏"，亦称"胞漏"，临床有从肾治，有从脾治等不同。因脾主运化，不但生养万物，且能承载万物，故胎儿之生长发育及安居于胞宫，皆赖脾土之强健。即如《易·坤》曰："至哉坤元，万物资生，乃顺承天，坤厚载物，德台无疆，含弘光大，品物成亨。"故临床所遇先兆流产或习惯性流产，若中虚阳弱之证明显者，以建中剂化裁，或黄芪建中，或归芪建中，往往数剂之后，中气建立，胎即安固矣。

【病案举例】[9]

1. 莫某，女，29 岁。因怀孕 2 个月，阴道出血就诊。患者于 2 年前孕 7 个月时，因从自行车上摔下而流产，此后一直未孕。此次怀孕 2 个月后，无明显诱因即见阴道出血，妇科检查诊断为先兆流产。诊见腰腹坠胀，夜不能寐，阴道流血，面色无华，神疲懒言，纳呆，身困乏力，便溏，舌正红，苔薄白，脉滑，右大于左，不耐重按。辨为中气不足，胎元失固。治以益气补中，摄血安胎之法，投黄芪建中汤原方：黄芪 30g，桂枝 10g，白芍 20g，炙甘草 6g，大枣 12g，生姜 10g，饴糖 2匙。3 剂，水煎服。上方 1 剂，阴道流血渐少，腰腹坠胀减轻，夜可安寐。继服上方 3 剂，诸证悉除。随访足月顺产 1 女婴。

2. 姚某，女，30 岁。患者初孕 7 个月，因被摩托车撞伤，而入院治疗。症见小腹疼痛，阴道流咖啡样物。B 超示：胎盘部分剥离，诊为"外伤性先兆流产"。经住院治疗，症状无明显改善而就诊。诊见小腹隐痛，阴道流咖啡样物，下肢水肿，按之凹陷，脘腹胀满，食欲不振，大便不成形，舌正红，苔白，脉左涩而右滑，重取少力。辨为中气不足，气血瘀滞，胎元失养。以益气补中，祛瘀和血之法治之。投归芪建中汤合失笑散，药用：当归 20g，黄芪 30g，桂枝 10g，白芍 20g，炙甘草 10g，大枣 12g，生姜 10g，饴糖 2 匙，五灵脂 10g，蒲黄 10g，服药 5剂后，阴道咖啡体物消失，腹痛止。继服上方调理半月，足月顺产 1女婴。

二、妊娠腹痛

妊娠腹痛，出自《金匮要略·妇人妊娠病脉证并治》。亦名胞阻、妊娠小腹痛、子痛。指孕妇发生小腹部疼痛的病证。多因阳虚寒凝、血虚胞脉失养、气郁胞脉气血运行失畅所致。

【病案举例】

陈某[4]，女，28 岁，妊娠 24 周，小腹冷痛，绵绵不断，按之则痛减，面色㿠白，形寒肢冷，头晕、心悸，近半月来症状加重，伴胎动不安。查体：舌淡、苔薄白，脉沉细，辨证为胞宫受寒，胞脉失于温养所致。治宜温里助阳，缓急安胎。方用小建中汤加味：肉桂 5g，炒赤芍、饴糖各 12g，甘草、杜仲各 10g，阿胶 15g，连服 8 剂而愈，随访获悉已足月分娩，得 1 健康男婴。

第四节　月经病

痛经

痛经是指经期前后或行经期间，出现下腹部痉挛性疼痛，并有全身不适。早在《黄帝内经》中就有关于痛经的记载，并且有具体的分型和诊治方法，但是没有具体提到这个名称，最早出现"痛经"这两个字是在张仲景的《金匮要略》中。痛经可由多种原因引起，本方对于中气虚弱，脾胃虚寒，生化失司，冲任失调者，寒积作痛者，有温中祛寒，缓急止痛，补后天之曦乏，收调冲任之功。

【病案举例】

1. 戴某某[10]，女，22 岁，未婚。3 年来行经腹痛，第 1、2 天痛剧，开始血量少，待 3 日后血量渐多而痛稍减，色淡有块，周期尚准。平素喜暖畏寒，体倦乏力，不耐劳累，经至必服止痛片及中药，以求暂安。此次行经少腹痛剧，虽已过 10 余天，少腹仍绵绵作痛，时有发胀，舌淡苔白，脉细而迟。经诊断此系中气虚弱，气血不足，脾胃阳虚，寒积作痛，治宜温中散寒，缓急止痛，给予小建中汤，连进 10 剂后，适值经再至，此次疼痛大减，未服止痛片，又续服 20 余剂，再次行经疼痛未作。

2. 患者[1]，女，26 岁，未婚，6 个月来月经后期，量少色淡质稀，每次月经未行即小腹痛如绞扎，腰痛如折，喜温喜按，甚则因痛而昏厥，伴食少便溏，汗多气短，手足厥冷，白带多质稀，脉沉迟，舌淡苔薄白。证属脾肾阳虚，气血不足，经行不畅。治宜暖中补虚，温养气血。方用小建中汤加味治疗，方药组成：当归 10g，黄芪 15g，桂枝 10g，白芍 20g，炒艾叶 10g，吴茱萸 6g，香附 15g，木香 10g，干姜 10g，炙甘草 10g，按此方每月经前服用 7 天，连续调治 3 个月而愈。

按：本例患者为体虚阳气不振，营血不足所致。拟用温中补虚，通阳散滞，调和气血，方中病机，药达病所，故能获效。

3. 梁某某[11]，女，24 岁，未婚，患痛经 1 年，经汛愆期，量少色淡质稀。每次经水未行即觉小腹拘急而痛，腰痛如折，喜温喜按。白带色淡质稀量多。曾服附子理中丸及止痛片方能缓解。前天不慎感冒，月经将止，痛经又作，伴形寒微热，汗多气短，手足不温，食少便溏，舌淡苔薄白，脉沉细而弦。诊为中气不足，气血双亏，复感外邪证。治宜温养中焦，调补气血，扶正解表法。选用小建中汤。处方：桂枝 12g，白芍 24g，炙甘草 8g，生姜 12g，大枣 16 枚，饴糖 300mL，水煎服，日 3 服。3 剂后，表证已解，经水适来，腹痛腰酸痛亦止。惟尚气短身倦，食少便溏，舌淡苔薄白，脉沉。于上方加黄芪 15g，当归 12g，白术 12g，炒艾叶 10g，在经前用药 1 周。连续调治 2 个月遂愈。

参考文献

[1] 李娟. 巧用小建中汤辨治妇科病. 现代中西医结合杂志, 2005, 14 (2): 220-221.

[2] 于佐文, 孙遹. 小建中汤临床新用. 陕西中医, 1998, 18 (2): 81-82.

[3] 所俊强, 孙建平. 小建中汤的临床扩大应用. 光明中医, 2005, 20 (3): 21.

[4] 聂四成, 余云霞. 小建中汤加味治疗妇科腹痛症. 湖北中医杂志, 2001, 23 (2): 29-30.

[5] 王蓓, 缪宏珠, 刘建玲. 小建中汤加味治疗"人流术"后腹痛. 中医药信息, 2001, 18 (3): 41.

[6] 王小燕. 小建中汤在妇科杂病中的应用. 甘肃中医, 2000, 5: 45.

[7] 广獭滋之. 汉方と最新治疗. 2003, 12 (2): 97-101.

[8] 村田高明. 汉方と最新治疗. 2003, 12 (2): 159-165.

[9] 赵琳. 略谈小建中汤及其类方的临床运用. 广西中医学院学报, 2000, 17 (3): 64-65.

[10] 王孝续, 陈生. 陈大启老师运用小建中汤的经验. 北京中医杂志, 1989, 2: 5-6.

[11] 张长恩, 陈燮梅. 小建中汤症探究. 北京中医杂志, 1994, 5: 43-45.

第四章

儿 科 疾 病

一、特应性皮炎

特应性皮炎，又名异位性皮炎、遗传过敏性皮炎，是一种与特应性有关的慢性复发性炎症性皮肤病。西医学认为异位性皮炎是在遗传背景下由过敏原诱发的 IgE 依赖的速发型和迟发型反应，并且可能是一种 Th1/Th2 细胞亚群失衡条件下的以优势 Th2 细胞介导的皮肤过敏性炎症反应。

广濑[1]认为，特应性皮炎虽表现为皮肤疾病，但根本性的问题是胃肠功能紊乱，如过食甘味、生冷、油腻，经常便秘等损伤肠胃所致而使皮炎加重。治疗时不仅要观察皮肤的变化，而且要注意肠胃的虚实。小儿患有特应性皮炎，并伴有脾胃虚弱者应给予补中益气汤、小建中汤、黄芪建中汤等。尤其是乳儿期脾胃功能未发育成熟时，应以小建中汤、补中益气汤为基本方。幼儿、学龄期儿童应考虑其是否有过敏反应，处方加以变化。

二、小儿便秘

中医学认为，小儿便秘的发生与饮食不当有很大关系。《景岳全书·小儿则》说："小儿饮食有任意偏好者，无不致病，所谓爽口味多终作疾也，极宜慎之。"小儿"脾常不足"，加之饮食不节，食物不能转化为水谷精微被人体吸收利用而停滞肠道，日久化热，且脾胃为气机升降之枢纽，大、小肠之运动受脾气运化功能的支配，脾气不足则升降失常，浊气不降而致便秘。肺与大肠相表里，肺之燥热可移于大肠，致大肠传导失职，肺气壅滞亦可致气机升降失常，肠道传导功能失常而出现便秘。肝主疏泄，能调畅全身气机，且能促进脾胃的运化功能和大肠传导功能以助大便排泄。小儿"肝常有余"，不仅见于小儿易动肝风而发热惊厥等，亦见于小儿情绪不稳定及性情急躁，因肝不仅主风，亦主情志与疏泄，加之现代小儿多被溺爱，养成了任性、急躁的性格，所愿不遂即号啕大哭或暴跳如雷，更容易加重"肝常有余"这一病理现象，致使肝气不疏，气郁化火，伤津则肠道失润而致便秘。小儿"肝常有余""脾常不足"，二者共同致病，形成了"肝强脾弱"的态势，肝木克伐脾土，过度升发的肝气克伐脾土本就不足的运化功能，因而临床小儿便秘常兼见脾气急躁、食欲不振等症状。正如戴元礼所云："郁者，当升者不升，当降者不降，当传化者不得传化。"由此可见，小儿便秘病位在大肠，而病机关键与脾、肺、肝等脏关系密切[2]。

【临床应用】

渡边善一郎[3]曾治疗15例便秘婴幼儿，其中男4例，女11例，兔样便7例，硬便8例，其中排便时出血者7例，腹软、腹直肌紧张10例，腹胀满者3例，腹冷感者3例，无特别症状者2例。给予小建中汤平均0.42g/（kg·d）。服药后全部病例排便正常，2例可停药。其中大便仍硬者10例，但排便顺畅。认为主要是小建中汤能够改善肠管运动，进而促进大便通畅。

三、小儿功能性腹痛

小儿功能性腹痛又称"肠痉挛"，其确切病因不明。其主要病理生理改变为肠壁缺血或副交感神经兴奋引起一过性肠壁肌肉痉挛，暂时阻断肠内容物通过，近端发生肌肉强烈收缩及蠕动紊乱所致。西医治疗效果欠佳。

中医学认为[4]，由于腹部脏腑经络分布较多，小儿脏腑娇嫩，特别是脾胃薄弱，经脉未盛易为内外因素干扰，特别是感受寒邪，聚结肠间，胃脘聚而不散。寒主收引，寒凝则气滞，气血壅塞不畅，经脉痹阻不通，导致腹痛。小儿生活不能自理，冷暖不能自调，喜食生冷瓜果，致脘腹受风寒之侵故易发生脐周痉挛性疼痛，所以用温中补虚、缓急止痛的小建中汤治疗，常常可以取得满意的效果。

【临床应用】

薛鲜苗等[5]采用自拟中药腹痛安（小建中汤化裁）治疗了123例功能性腹痛患儿，取得较好的效果。以脐周痛为主诉，腹痛时作时止，反复发作，少则数天发作1次，重者每日数次，病程2个月~4年，经大便常规化验、腹部B超、上消化道造影、脑电图等检查，排除器质性病变，诊断为功能性腹痛。依首次就诊每周单双日随机分为两组。腹痛安治疗组（简称治疗组）123例，其中男60例，女63例，年龄2岁3个月~14岁，其中不足3岁9例，4~6岁54例，7~9岁45例，10~14岁15例。西药治疗组（简称对照组）95例，男46例，女49例，年龄2.5~14岁，其中不足3岁6例，4~6岁42例，7~9岁35例，10~

14 岁 12 例。两组病人在年龄、性别、病程及病情轻重等方面有可比性。治疗组服用腹痛安（党参 10g，土茯苓 10g，焦山楂 10g，苍术 10g，莱菔子 6g，陈皮 6g，生大黄 3g，乌梅 10g，白芍 10g，桂枝 6g，饴糖 20g，自制成颗粒冲剂，密封包装，每包 15g，含原药材 60% ~ 70%），每日 2 次冲服，3 岁以下每次半包，3 岁以上每次 1 包，每 5 天为 1 个疗程，连用 3 ~ 4 个疗程。对照组发作时口服颠茄或山莨菪，部分加用阿莫西林或复方新诺明 3 ~ 5 天，缓解期服用谷维素及复合维生素 B，每周为 1 个疗程，连用 2 ~ 3 个疗程。结果：治疗组治愈 74 例，有效 28 例，无效 21 例，总有效率 91%；其中用药 1 个疗程症状缓解者 84 例，2 个疗程症状缓解者 18 例。对照组治愈 13 例，有效 26 例，无效 56 例，总有效率 41%。治疗组明显优于对照组。

刘家磊[6]曾用小建中汤加减治疗小儿反复发作性腹痛 83 例，疗效满意。其中男性 36 例，女性 47 例。年龄最大者 12 岁，最小者 4 岁，4 ~ 6 岁 21 例，7 ~ 9 岁 39 例，10 ~ 12 岁 23 例。病情轻度者（每月发作 1 ~ 3 次）21 例，中度者（每月发作 4 ~ 6 次）48 例，重度者（每月发作 7 次以上）18 例。其中病程最长者 5 年之久，最短者亦在 6 个月左右。反复发作，无定时，可数日 1 次，或 1 日数次。腹痛多在脐周至胃脘部，无明显压痛及包块，温按觉舒，疼痛稍减，一般持续数分钟至半小时后亦可自行缓解，但通常无明显器质性病变。83 例患者均查大便常规，仅 26 例找到虫卵，但反复服驱虫药腹痛仍有发作，血常规、血小板计数均正常，腹痛时无皮疹及紫斑出现，可排除过敏性紫癜腹型及荨麻疹。部分病例查肝功（21 例），胃肠钡餐透视（31 例）及血沉、抗链球菌溶血素 "O"（13 例）均正常。39 例 B 超探查胆囊、胆道均未见异常，8 例神经科会诊及脑电图检查排除腹型癫痫。处方：小建中汤加减：饴糖 30g，细辛、桂枝各 6g，白芍 15g，甘草 5g，大枣 6 枚，生姜 3 片。水煎 2 次服，每日 1 剂，7 日为 1 个疗程。若呕者重用生姜；若有胃酸去饴糖加黄芪、炒白术；若气滞加木香、槟榔；食积加山楂、神曲；有虫卵者加使君子、雷丸等。结果：治愈 59 例，显效 21 例，无效 3 例，总有效率 98.1%。

李向东[7]也曾选用小建中汤加减治疗小儿脘腹疼痛，亦取得了较好的效果，共治疗 40 例，总有效率为 97.5%。

【病案举例】

1. 李某[4]，女，5 岁。脐周疼痛 5 天，疼痛时重时轻，阵阵发作，纳食欠佳，面色萎黄，喜按喜热食，二便尚可，舌苔薄白，质淡红，脉弦缓。查腹柔软，未见异常。诊断为虚寒腹痛，方用小建中汤加减。饴糖30g，桂枝10g，白芍15g，炙甘草5g，生姜3片，大枣5枚，延胡索10g，焦三仙各10g，乌梅10g，白术15g，砂仁5g。5剂，水煎频服。服药1剂后疼痛减轻，食欲转佳，5剂后腹痛消失，食欲大增。原方又服5剂以巩固疗效，1年后追访腹痛未复发。

2. 患儿[8]，男，5岁。主诉：反复腹痛3个月。患儿近3个月来反复出现脐周痉挛痛，每周2~3次不等，发作时间无明显规律，持续时间不等，有时可自然缓解，腹痛时喜温喜按，平素纳差，睡眠差，容易腹泻，形体瘦弱，曾多次到医院就诊、服药，按肠痉挛处理，但腹痛仍反复发生。体查：患儿面色萎黄，形体瘦弱，全腹软，脐周有轻压痛，肝脾未扪及，腹部未触及包块，肠鸣音稍亢进，舌淡红，苔薄白，脉缓。大便检查和脑电图均正常，追问病史得知患儿近来由于天气炎热，每天必进食冷饮。诊断为反复性腹痛，证属虚寒腹痛。方用小建中汤加味：桂枝5g，白芍12g，炙甘草5g，生姜1片，大枣10g，山楂10g，山药10g，麦芽15g，茯苓15g，饴糖15g（溶服）。服药3剂后，腹痛明显减轻。再服3剂腹痛发作停止，续进上方7剂，患儿精神食欲明显好转，脸色红润，大便正常，半年后随访，腹痛未再发作，患儿发育良好。

3. 张某[9]，男，7岁。2年来时有阵发性腹痛，近10日尤为加剧，西医诊断为肠系膜淋巴炎，曾用助消化、解痉、止痛、消炎等药无效，现日夜腹痛，吵闹不安，每餐拒食，仅喜热饮，神疲乏力，面色无华，腹膨而软，脉沉细而数，舌苔薄白，证属中土虚寒，化源不足，治宜温中补虚，和里缓急，以小建中汤主之。处方：桂枝7g，白芍10g，煨姜5g，红枣5枚，炙甘草3g，饴糖30g（冲），白术10g，茯苓5g，2剂。药后腹痛即除，知饥索食，夜眠安，吵闹亦减，腹胀而软，二便通调，脉沉细，舌苔薄带腻，仍须温运调中，上方桂枝易桂心3g，加陈皮3g，沉香5g。2剂后诸症均和，胃纳大增，腹胀亦除，精神渐振，脉沉细，舌质淡，苔薄腻，继用上方3剂而愈。

四、再发性呕吐

再发性呕吐是一种顽固性证候，多发生于3~11岁小儿，尤其青春期前的女孩儿，常因饥饿、过食、疲劳、精神刺激、情绪波动而诱发严重的呕吐，给患儿带来极大痛苦。中医学认为再发性呕吐是因胃失和降、胃气上逆以致胃内容物从口而出。

【临床应用】
张子萍[10]曾以小建中汤合小柴胡汤治疗再发性呕吐12例，获得满意效果。12 例全部为女孩，年龄最小 6 岁，6~8 岁 7 例，9~10 岁 3 例，11~12 岁 2 例。病程最短 3 天，最长 10 天。有反复发作史者 5 例，初发者 7 例，有家族史者 3 例。有明显精神刺激诱发者 6 例，每日呕吐 5 次以下者 3 例，5~10 次者 7 例，10 次以上者 2 例。临床表现为呕吐突然发作，性质猛烈，不欲饮食，食入即吐或不食亦吐，吐物中含胆汁或血丝。伴面色苍白，神疲乏力，四肢欠温，头晕，腹痛，痛则喜按，心烦胸闷，舌苔薄白，舌质淡红，脉沉细弦。处方：小建中汤合小柴胡汤原方：饴糖 30g，党参、桂枝各 12g，白芍、柴胡、炙甘草各 15g，黄芩、制半夏、生姜各 10g，大枣 4 枚。不必加减，每日 1 剂，水煎 40mL 温服。开始以少量多次徐徐饮入，待呕吐减轻后，每日分 3~4 次服。结果：12 例经治疗后全部呕吐止，腹痛消，心烦除，食欲增而痊愈。疗程最短 3 天，最长 6 天。其中 3 天治愈者 4 例，4~5 天治愈者 6 例，6 天治愈者 2 例，治愈率 100%。

【病案举例】

孙某某，女，10 岁，1988 年 10 月 7 日初诊。呕吐 7 天，每日呕吐 10 余次，呈剧烈呕吐，吐物为胃内容物，时而吐胆汁，无酸臭气味。曾服用抗生素、溴米那普鲁卡因、山莨菪碱及输液治疗 5 天，无明显效果。患儿平时性格内向，沉默寡言，稍有不悦，潸然泪下。本次发病因受责骂后，郁郁寡欢，心烦胸闷，不时叹息，食欲不振。继之突然呕吐，少则每日 5~6 次，严重时每日 10 余次，势猛量大，不能进食，食入即吐，故每当进食则精神紧张恐惧。吐后每每满头大汗，疲惫不堪，胃腹空痛，欲寐不能，揉按后方能减轻。素体虚弱，形寒畏冷，面色苍白，四肢欠温，神疲乏力，懒于动作，舌淡苔白，脉沉细弦。诊为再发性呕吐，中医辨证属中焦虚寒，肝木侮土。治以温中补虚，和解少阳。拟小建中汤合小柴胡汤 3 剂。嘱第 1 剂煎汤 300mL，每当呕吐后立即徐徐温饮之，少量多次，尽其所能。1 剂服完呕吐有好转。2 剂煎汤 400mL，服后呕吐、腹痛明显减轻，欲进饮食。3 剂呕吐止，腹痛、精神紧张消失，心胸畅快。家长要求再服 3 剂巩固疗效。同时嘱家长要经常开导患儿思想，解除郁闷情绪，使其保持心情舒畅，1 年后未再复发。

五、小儿遗尿

小儿遗尿是指小儿不自觉地排尿，睡中自出，俗称尿床。常见于 3 岁以上的小儿。多因肾气不足，膀胱寒冷，下元虚寒，或病后体质虚弱，脾肺气虚，或不良习惯所致。

【临床应用】

细川[11]曾选择具有夜间遗尿、虚弱、易疲劳、腹直肌紧张或过敏症状的遗尿症患儿7例，以小建中汤颗粒冲剂进行治疗。患儿年龄6～9岁。根据年龄大小，每日服4～5g，分2～3次冲服。结果，2～3日获得良效者3例，其他的有1周内出现显著效果，约2周内痊愈的4例，有的约1个月痊愈，伴随症状及一般状况也随之改善。

六、鼻衄

《金匮要略》虚劳病门中小建中汤项记为"虚劳、衰急、悸、衄、腹中痛"。从中医学的角度来说，流鼻血的成因可分为燥热及虚弱两类。对于虚弱小儿，没有其他原因常流鼻血者，用小建中汤常有效。

【病案举例】

患者[12]，女，8岁。平时有虚弱倾向，神经质，常有头痛、腹痛、流鼻血，易患感冒，一患感冒头就有晃晃荡荡的感觉，也有身体悬在空中的感觉。初诊时已经患感冒2个月，有剧烈的痉挛性咳嗽。针对火逆上气而服麦门冬汤浸膏散，服1个月后咳嗽痊愈。以后3天才洗1次脸，洗脸时流鼻血。改服小建中汤后体力增加，鼻血停流，恢复健康，变得不易患感冒，在学校也能参加体育锻炼。

七、青春期前神经性厌食症

神经性厌食症，又称青春期消瘦症、神经性无食欲症，或神经性食欲不振，这是一种神经症。神经性厌食症的发病年龄一般在15～23岁之间，多数在青年期前期发病，极少数在青年期后期（高中后期到大学毕业）发病。近年来，神经性厌食症患者不断增加，而且呈低龄化趋势。青春期的神经性厌食症者多症状较轻同时兼见厌学等。中医文献中没有关于神经性厌食症专题论述，散述于《素问》、《伤寒论》、《证治汇补》等论著中，分别称谓："不食"、"不欲饮食"、"不能食"等病证。

中医辨证认为神经性厌食症可分为以下3类：

（1）肝郁脾虚型。主证：食欲不振，拒食，便溏，月经不调或无月经，舌质暗淡，舌苔白腻，脉弦细，烦闷，难入睡或失眠，多疑，注意力不集中，强迫思虑。

（2）心脾两虚型。主证：心悸，乏力，拒食，腹胀或便溏，舌质淡，舌边尖有齿痕，舌苔薄，脉沉细，多思多虑，精神不振，失眠或多梦，惊恐不安。

（3）肝肾阴虚型。主证：心悸，耳鸣，腰酸腿软，无月经，舌边尖红，脉细数或沉细。

【临床应用】

小崎武[13]对9例（8～13岁）符合小建中汤证的青春期前神经性厌食症患者给予小建中汤提取剂（7.5g/d，分3次给药）治疗，服药半年以上，同时并用短期家庭疗法每月1次，共3～5次。结果，治愈7例，好转2例。9例中，从发病至来院的时间为1～7个月，好转的2例分别为2年8个月和4年。9例患者长期给予小建中汤提取剂，未出现任何副作用，食欲恢复，体重增加。

八、腹型癫痫

腹型癫痫是间脑癫痫的一种类型，较为少见，儿童期发病最多。本病的发病机制目前尚不很清楚，多数学者认为病灶多位于皮质下自主神经系统中枢——下丘脑部，多属于皮质自主神经功能障碍发作而出现异常放电所致。以腹痛为主而不伴有躯体抽搐性发作的一种病证，临床上常常被忽略而致误诊。中医学认为，该病亦跟脾虚有关，对于此类患者，应以补脾为本。

【病案举例】

张某某[14]，男，4岁。1990年8月10日诊。患儿1年来经常腹疼，按蛔虫病治疗，曾服多种驱虫药，腹疼依然。从元月份开始腹疼发作次数期繁，每天2～5次不等，每次3～5分钟，腹疼后口中吐出少许白沫。患儿腹部平软，四肢不温，精神倦怠，面色萎黄，恶寒，大便溏泄，舌淡苔白，脉沉细，脑电图检查诊为"腹型癫痫"，无家族史。患儿每次腹疼喜揉按腹部。根据临床症状辨为虚寒腹疼，治以甘温补养，益气散寒，给小建中汤加味：饴糖21g（烊化），桂枝、川芎、延胡索、甘草各6g，白芍15g，干姜4.5g，7剂。水煎每日1剂，勿食生冷。复诊时家长主诉腹疼发作次数减少，原方续服2周。三诊时腹疼已于3天前停止，食欲精神正常，原方减延胡索续服2个月以巩固疗效。2个月后脑电图复查，未见"癫痫波"，追踪半年，腹疼未再发作。

按：根据患儿腹疼喜揉喜按，大便经常溏泄，辨为脾胃虚寒，中阳不足，气机不畅。尤在泾云："欲求阴阳和者，必求于中气，求中气之立者，必以建中也。"故授以小建中汤以恢复脾胃的健运功能，使气机得以通畅，阴阳得以平衡。

参考文献

[1] 广獭滋之．汉方と最新治疗．2003, 12 (2)：97 - 101.

[2] 陈永辉．小儿便秘辨治经验．中医儿科杂志, 2009, 5 (3)：27 - 28.

[3] 崔昕．小建中汤对于婴幼儿便秘的效果．国外医学中医中药分册, 1996, 18 (5)：30.

[4] 暴桂蓁, 孙颖秀, 侯成刚．小建中汤加减治疗小儿腹痛 20 例．吉林中医药, 1997, 2：19.

[5] 薛鲜苗, 王瑞敏, 张青晓．腹痛安治疗小儿功能性腹痛 123 例．中国中医药信息杂志, 2003, 10 (9)：45.

[6] 刘家磊．小建中汤加减治疗小儿反复发作性腹痛 83 例．陕西中医, 1992, 13 (12)：537.

[7] 李向东．小建中汤加减治疗小儿脘腹痛 40 例．河北中医, 2004, 26 (2)：119.

[8] 甄穗清．小建中汤治疗小儿反复性腹痛 36 例临床分析．实用医学杂志, 1999, 15 (10)：838 - 839.

[9] 刘艳玫．小建中汤治疗小儿虚寒腹痛 21 例．中华临床医学研究杂志, 2005, 11 (4)：518.

[10] 张子萍．小建中汤合小柴胡汤治疗再发性呕吐 12 例．四川中医, 1999, 17 (4)：37 - 38.

[11] 细川喜代治．现代东洋医学, 6：199.

[12] 汉方的临床, 1994, 338.

[13] 小崎武．汉方と最新治疗．2003, 12 (2)：153 - 158.

[14] 张光環．经方儿科临证举隅．河南中医, 1994, 14 (5)：280 - 281.

第五章

男科疾病

一、不射精证

不射精证通常是指阴茎虽然能正常勃起和性交，但达不到性高潮和获得性快感，不能射出精液，或是在其他情况下可射出精液，而在阴道内不射精。《金匮·血痹·虚劳病脉证并治》曰："脉弦而大，弦则为减，大则为芤，减则为寒，芤则为虚，虚寒相搏，此名为革，妇人则半产漏下，男子则亡血失精。"

【病案举例】

患者[1]，男，36岁，阳痿不射精12年，头昏心悸，手足烦热，神疲气怯，小便不利，用力方能排出，盗汗，晨泄。阴囊潮湿臊臭，舌淡胖，脉弦弱。证属中虚，心肾不交。治宜培补中气，交通心肾。处方：桂枝12g，炙甘草12g，大枣12枚，生白芍24g，生姜9g，饴糖30g，黄连10g，木通6g。5剂后，梦减少。加肉桂10g，黄芪15g，乌药12g，石菖蒲12g。10剂后，阳事坚，体力增，性交后能射精，前方加益智仁10g，再服10剂后，爱人怀孕，并足月顺产。

按：本案阳痿，以建中取效，是求本论治妙法。阳痿与肾相关，但一概补肾壮阳常有不效者。中气建立，气血精化生有源，后天之本旺盛，肾方能开合协调，阳物举则坚而有力，合则能射精。

二、阳痿

阳痿是指青壮年男子，由于虚损、惊恐或湿热等原因，致使宗筋弛纵，引起阴茎痿软不举，或临房举而不坚的病证。《灵枢·邪气脏腑病形》称阳痿为"阴痿"，《灵枢·经筋》称为"阴器不用"，在《素问·痿论》中又称为："宗筋弛纵"和"筋痿"。《太平惠民和剂局方》称为"阳事不举"。《景岳全书·阳痿》说"阴痿者，阳不举也"，指出阴痿即是阳痿。

阳痿一证，多责之肾精亏虚，命门火衰，治用补肾壮阳填精是其常法，但非尽然。盖心肾相交，脾为枢机，经云："脾藏营，营舍意"，脾气衰败，亦可阳痿。故投之以小建中汤合理中汤加减，治以温补脾阳，使阳旺意动而阳兴能起，药证合拍，故能收功。

【病案举例】

黄某[2]，男，41岁。1996年2月初诊。阳痿不举，性欲淡漠2年余。平素精神倦怠，面色少华，头晕乏力，纳差，小便频数，舌淡苔白，脉沉细。证属脾气衰惫，下元虚寒，治以健脾益气，温阳散寒。用药：桂枝、白术各12g，太子参20g，干姜9g，白芍、饴糖各30g，细辛3g，甘草6g。进药10剂，精神渐振，阴茎可举，勉强可行房事，嘱其继服10剂，阳举坚挺，诸症皆除。后以补中益气丸调理月余，以冀巩固。

三、梦遗

遗精是指不因性交而精液自行泄出的病证，有生理性与病理性的不同。中医学将精液自遗现象称"遗精"或"失精"。有梦而遗者名为"梦遗"；无梦而遗，甚至清醒时精液自行滑出者为"滑精"。多由肾虚精关不固或心肾不交，或湿热下注所致。本病首见于《内经》，称为"精自下"。《金匮要略》载为"失精"。此外还有"尿精"、"梦泄"、"梦泄精"的叫法。

【病案举例】

孙某某[3]，男，46岁，初诊于1989年3月15日。罹梦遗1年余，经多处治疗效果不著。近半月来，由于劳累，每晚必作，精神紧张，情绪不稳，心悸而烦，身体倦怠，不欲劳作。腰背恶寒而酸楚，手足心热，面色㿠白，舌淡苔白，脉沉细无力，诊为虚劳病，阴阳两虚、阴阳失和证。治宜建立中气，调和阴阳。选用小建中汤。处方：桂枝15g，白芍30g，炙甘草10g，生姜15g，大枣20枚，饴糖350mL，水煎去滓，温服200mL，每日3次，14剂后，梦遗不作，余症均见好转。再进轻剂小建中汤送五子衍宗丸2粒，21剂后病愈。

参考文献

[1] 韩淑华，林晓波．小建中汤的临床应用．中国医药导报，2007，4（35）：97-98.

[2] 于佐文，孙逖．小建中汤临床新用．陕西中医，1998，18（2）：81-82.

[3] 张长恩，陈燮梅．小建中汤症探究．北京中医杂志，1994，5：43-45.

第六章

耳鼻喉科疾病

老年性耳聋

老年性耳聋是指随着年龄增长逐渐发生的进行性听力减弱，重者可致全聋的一种老年性疾病。老年性耳聋，属中医学"渐聋"、"久聋"范畴。由于老年人脏腑功能日益减退，阴阳气血日趋衰弱，耳的营养供应不足，耳窍功能减退，以致失用成为耳聋。

【病案举例】

患者[1]，67 岁，男。半年前患此病，伴头晕，甚则恶心，血压正常，无痰不咳，大便黏，舌淡、苔厚腻，脉弦滑。证属脾阳不振，痰湿内盛，用小建中汤原方 14 剂痊愈，复聪。

参考文献

[1] 张雪，金东明. 小建中汤临床应用最新进展. 中华中医药学会第十三届仲景学说讨论会论文集，142 – 145.

第七章

皮肤科疾病

荨麻疹

荨麻疹俗称"风疹块",是常见的过敏性皮肤病,临床表现为表皮反复发作鲜红色或苍白色大小不一的风团,骤然发生,很快消退,愈后不留痕迹,有剧烈瘙痒及烧灼感。与中医学中的"瘾瘤"、"瘾疹"、"赤白游风"等证相似,民间俗称"风疹块"、"鬼饭疙瘩"等。中医学对本病的认识很早,《素问·四时刺逆从论》中已有"瘾轸"之名,《诸病源候论·风瘙瘾候》记载:"夫人阳气外虚则汗多,汗出当风,风气搏于肌肉,与热气并则生瘾瘙",指出本病的发生与风邪关系密切。历代医著对本病都有一定的记载,如明代《证治准绳》、《外科真诠》对本病的临床表现观察得颇为仔细。《证治要诀》说"食鸡肉及獐、鱼动风等物"会导致本病的发作。清代《外科大成》根据本病非完全由外感风邪所致,提出治疗"宜凉血润燥","慎用风药"。《疡医大全》则提出了"疏风、清热、托疹"的治疗大法。

【病案举例】

患者[1],32岁,女,患此病反复发作数月,遇寒遇风或经后为甚,伴恶风,倦怠,纳呆,甚则腹痛便溏。一直以地塞米松、葡萄糖酸钙缓解症状。舌淡红,苔白润,脉沉细。证属气血两虚,营卫不和。用本方去饴糖加当归、党参、茯苓,12剂症除。

参考文献

[1] 张雪,金东明.小建中汤临床应用最新进展.中华中医药学会第十三届仲景学说讨论会论文集,142–145.

第八章

其他疾病

白塞综合征

白塞综合征又称口、眼、生殖器综合征，是一种原因不明的以细小血管炎为病理基础的慢性进行性多系统损害疾病。类似《金匮要略》的"狐惑病"。中医学治疗方面，因本病早期多以邪实为主，治以清热除湿、泻火解毒为法，中晚期多见脾虚失运，或阴虚内热、湿热留结等虚实夹杂证候，治应攻补兼施，扶正祛邪。

【病案举例】

患者[1]，女，36岁，口腔黏膜糜烂，有黄豆大溃疡6块，边缘清楚，伴有红晕，两侧大阴唇黏膜分别有 10cm×0.5cm 和 1cm×2cm 溃疡各1块。西医诊断为白塞综合征。曾用清热利湿、凉血解毒法治疗未效。诊见面色萎黄，唇淡，腹痛绵绵而喜按，心悸、汗出、气短乏力，经期如常，但量少色淡，白带多、色白，大便溏，小便清，脉沉弦带滑，舌质淡，舌苔白滑而润。此乃劳倦伤脾，脾虚伤湿，湿毒不化，招致虫毒侵蚀而致。治宜温建中气，祛除湿毒。以黄芪建中汤加味治疗，方药组成：黄芪20g，桂枝6g，白芍15g，红枣7枚，生姜5片，土茯苓30g，薏苡仁10g，炙甘草10g，饴糖60g，水煎2次兑服，每天2次。另以土茯苓、苦参、忍冬藤各30g，水煎2次，漱口，并坐浴，每日3次。用上药3剂，腹痛减，7剂腹痛止。原方加减调治月余，病告痊愈。

按： 本例因中焦阳虚，湿毒之邪乘虚而入，虫毒上蚀则口腔溃烂，下蚀则阴道溃烂，乘于中则腹痛绵绵不止。故用黄芪建中汤加减，温建中气，祛湿除毒使正复邪衰，病证缓解。

参考文献

[1] 李娟. 巧用小建中汤辨治妇科病. 现代中西医结合杂志，2005，14（2）：220-221.

下 篇

实验研究

第一章 小建中汤制剂研究

小建中汤方源于《伤寒论》和《金匮要略》。以水煎口服给药。随着科技的发展和社会进步，汤剂存在诸如煎煮、携带、运输、保存不便，口味差，服用不便等问题。而且中药汤剂的质量控制也存在缺陷，外观不好。因此从提高制剂水平和提高患者顺应性的角度出发，中药开始了剂型改革之路。

目前，小建中汤方已经出现了合剂、颗粒剂、胶囊、片剂等几种现代剂型。现分别介绍如下。

（一）合剂

中药合剂既保持汤剂特点又能克服汤剂临时煎煮的麻烦，缩减体积，便于服用、携带和贮存。

小建中合剂为《中华人民共和国药典》1990年版一部收载之品种，由白芍、桂枝、甘草（蜜炙）、生姜、大枣、饴糖经提取配制而成。具有温中补虚、缓急止痛之功，与小建中汤功用一致。

郭亚健等[1]用薄层层析色谱法鉴别了小建中合剂中白芍之主要成分芍药苷、桂枝之主要成分桂皮醛、甘草之主要成分甘草酸；采用高效液相色谱法对自制的3批小建中合剂中的芍药苷进行了测定。建立了小建中合剂的质量控制标准。程立方等[2]对小建中合剂进行系统的质量标准研究，对桂枝、甘草采用薄层鉴别，对芍药苷采用薄层扫描定量，但未对饴糖、大枣、生姜等药味进行合理的质量控制。姚丽佳[3]也采用薄层色谱法对方中桂枝、甘草、白芍进行了定性和定量分析。

（二）颗粒剂

小建中颗粒系采用中药经典处方，用白芍、大枣、桂枝、甘草、生姜等中药材经科学提取加工制成的颗粒剂。本品具有温中补虚、缓急止痛的功效，临床用于治疗脾胃虚寒、脘腹疼痛、嘈杂吞酸、食少心悸等症。最早收载于国家药品监督管理局颁发的国家标准[4]，并为《中华人民共和国药典》2005年版一部所收载。

熊建文等[5]以君药白芍中主要活性成分芍药苷为含量测定指标，对小建中颗粒用稀乙醇超声提取，高效液相色谱法定量分析，建立了小建中颗粒的质量控制标准。李佳喜等[6]在建立小建中颗粒高效液相色谱法含量测定方法的同时，还考察了超声提取和温浸提取两种方法对含量测定的影响，认为温浸提取较好。

小建中颗粒原方为有糖颗粒，处方中加有糖粉，但在临床中有许多中焦虚寒、肝脾不和的糖尿病患者，他们的摄入糖量须严格控制，因此小建中无糖颗粒的出现可以扩大小建中颗粒的适用范围。李日光等[7]以其成型性、溶解性及抗湿性为筛选指标，优选出无糖型小建中颗粒剂的最佳处方，制备出口感良好的无糖颗粒。

此外中药配方颗粒也在中药市场上占有一席之地。中药配方颗粒是将单味中药经煎煮、浓缩、干燥后精制而成，按传统处方配伍，直接加水冲服。与传统饮片比较，具有服用量少、携带方便、剂量准确、药物稳定、便于储存等优点，但也存在大量争议，孙忠敏[8]对小建中汤的配方颗粒与传统饮片中芍药苷的含量进行分析比较，结果表明两种配伍剂型中芍药苷的含量无明显差异，为小建中汤的中药配方颗粒替代传统饮片提供了一定的科学依据。

（三）胶囊剂

小建中胶囊由小建中合剂工艺改进而成，具有温中补虚、缓急止痛功能。用于脾胃虚寒、脘腹疼痛、喜温喜按、嘈杂吞酸、食少，以及胃和十二指肠溃疡的治疗。

小建中胶囊制备工艺改进了复方的提取工艺，使之质量更加稳定，具体工艺如下[9]。桂枝水蒸气蒸馏挥发油，蒸馏后的水溶液另器收集。药渣与甘草、大枣加水煎煮2次，每次2小时，滤过，滤液与蒸馏后的水溶液合并。白芍、生姜用50%乙醇回流提取2次，每次1.5小时，提取液回收乙醇后与上述药液合并，静置，滤过，滤液减压浓缩至相对密度为1.06~1.08（20℃）的清膏，喷雾干燥，浸膏粉加辅料适量，混匀，加入桂枝挥发油，混匀，密闭1小时，填充胶囊。

黄家宇等[10]建立了方中桂皮醛的气相色谱定量测定方法，为进一步提高小建中胶囊的质量提供基础。饶光玲等[11]用对照品桂皮醛、芍药苷、甘草酸铵分别对处方中的药材桂枝、白芍、炙甘草采用薄层色谱法进行定性分析，对该制剂芍药苷含量采用高效液相色谱法进行测定，并考察了芍药苷的提取溶剂。结果表明以水提取效率较高。

孙淑芳等[12]对315例脾胃虚寒证患者应用小建中胶囊的临床用药安全性和有效性进行了评价，临床验证结果显示，临床总有效率为

89.8%，其中痊愈 190 例，显效 62 例，有效 31 例，无效 32 例。治愈率达 80.0%，对脘腹疼痛，喜温喜按，嘈杂吞酸，食少心悸等主要证候改善较为明显，一般服药 1 周左右即可起效，疼痛消失或显著减轻。证实小建中胶囊治疗脾胃虚寒疗效是肯定的，且无明显副作用，同时指出辨证属热或阴虚火旺之证应慎用。

（四）小建中片

该剂型与合剂、颗粒剂相比，服用时无特殊气味，患者容易接受，且质量稳定，不易氧化变质，服用、携带、运输和贮存方便，同时生产线成熟。

参考文献

[1] 郭亚健，李淑芝，金香兰，等. 小建中合剂成分分析. 北京中医学院学报，1992，15（5）：14 - 15.

[2] 程立方，崔秀君，何慧，等. 小建中合剂质量标准的研究. 时珍国医国药，1994，5（4）：27 - 28.

[3] 姚佳丽. 小建中合剂中薄层色谱鉴别方法的研究. 中国药房，1994，5（4）：10 - 11.

[4] 国家药品监量管理局.（1999）国药标字 Z - 40 号. 国家标准（新药试行标准转正式标准）颁布件，1999.

[5] 熊建文，聂惠君，张群，等. 小建中颗粒芍药苷的含量测定. 中药材，2003，26（11）：817.

[6] 李佳喜，潘震宇，杨清. 高效液相色谱法测定小建中颗粒中芍药苷的含量. 南华大学学报·医学版，2002，30（2）：172 - 173.

[7] 李日光，刘莉，何乾，等. 无糖型小建中颗粒的工艺研究. 第四军医大学学报，2008，29（22）：2105 - 2107.

[8] 孙忠敏. 小建中汤配方颗粒与传统饮片中芍药苷含量的比较. 海峡药学，2005，17（6）：115 - 116.

[9] 国家药典委员会. 中国药典. 一部（2005）. 北京：化学工业出版社，355.

[10] 黄家宇，李莉，万先伦. 气相色谱法测定小建中胶囊中桂皮醛的含量. 贵阳医学院学报，2005，30（6）：529 - 530.

[11] 饶光玲，万先伦，黄家宇. 小建中胶囊的制备及质量控制. 贵州医药，2008，32（2）：164 - 166.

[12] 孙淑芳，陈敏，尹航. 小建中胶囊治疗脾胃虚寒临床研究. 贵阳医学院学报，2003，28（4）：343，345.

第二章

小建中汤中各味中药药理研究

一、甘草

甘草具有补脾益气，清热解毒，祛痰止咳，缓急止痛，调和诸药的功效。用于脾胃虚弱，倦怠乏力，心悸气短，咳嗽痰多，脘腹、四肢挛急疼痛，痈肿疮毒，缓解药物毒性、烈性。《别录》记载："温中下气，伤脏咳嗽，温经脉，利血气，解百药毒。"《日华子本草》记载："安魂定魄，补五劳七伤，一切虚损、惊悸、烦闷、健忘。通九窍，利百脉，益精养气，壮筋骨，解冷热。"现代研究证实，甘草含有大量甘草甜素、甘草苷、甘草苷元、异甘草苷、异甘草苷元、新甘草苷、新异甘草苷等。有抗溃疡、抗炎、抗惊厥、抗肿瘤、抗艾滋病毒、抗变态反应、解毒、镇咳、镇痛、解痉、降低血胆固醇、增加胆汁分泌等药理作用。

（一）免疫调节功能

甘草中含有的多种成分均具有增强和抑制机体免疫功能的作用。Nakajima 等[1]报道甘草甜素可调节多种细胞因子的分泌，可促进淋巴细胞产生白细胞介素 -2、干扰素 -7，抑制白细胞介素 -4、白细胞介素 -10的生成。

Yoshikama 等[2]研究发现，甘草甜素可选择性地增强辅助 T 淋巴细胞的增殖能力和活性，使 CD4$^+$细胞增加，CD8$^+$细胞减少。但 Oh 等[3]的研究却发现，$25 \sim 400$mg/mL 甘草甜素分别与 BALB/c 小鼠脾细胞和胸腺细胞体外培养，皆可见细胞 DNA 片段明显增多。在体内实验中，每鼠每天给以 100mg 的甘草甜素，重复给药7天，即可诱导脾细胞产生低级 DNA 片段，且 CD4$^+$Th 和 CD8$^+$Te 淋巴细胞比 B220$^+$B 淋巴细胞更易凋亡，认为甘草甜素是小鼠 T 淋巴细胞凋亡的选择性诱导剂。

Dai 等[4]指出，甘草甜素能促进细菌脂多糖诱导腹腔巨噬细胞产生白细胞介素 -12p40 和白细胞介素 -12p70，且这一作用与剂量相关。Raphael 等[5]报道，给 BALB/c 小鼠腹腔注射甘草酸，9天后可观察到白细胞总数升高至原来的 114.9%，骨髓细胞数和 α 酯酶阴性细胞数也明显提高，若与抗原共同给药则可升高脾中特异性抗体和溶斑形成细胞的数量，还能显著抑制迟发性超敏反应。

胡菁等[6]采用血清溶血素和抗体生成细胞水平实验，考察甘草多糖高、中、低3个剂量组IgM、IgG含量和抗体生成细胞水平，另设阳性对照组（香菇多糖200mg/kg体重）和正常对照组（灌胃生理盐水）各一，与阳性对照组相比都有所提高，其中大剂量组差异显著（$P < 0.05$），提示甘草多糖对小鼠体液免疫功能有增强作用，并证实甘草多糖对正常小鼠单核巨噬细胞吞噬功能有明显的增强作用。

（二）抗炎、抗变态作用

甘草酸类抗炎机制较为复杂。Ohtsuki等[7]发现，甘草甜素可显著抑制磷脂酶A_2的活性（$ID_{50} = 1.5$ mol/L）。提示甘草酸类抗炎作用可能与其抑制磷脂酶A_2，进而抑制前列腺素的合成与释放有关。Sakamoto等[8]发现，甘草甜素与高速泳动族蛋白1和2连接，可抑制该蛋白生理活性（即DNA连接活性），以及磷脂肌醇信号途径或CK-1介导的磷酸化作用，并认为这种由甘草甜素所致高速泳动族蛋白1和2生理活性的抑制以及磷酸化作用的中断，可能与甘草甜素抗炎作用有关。此外，Matsui等[9]选用人胎儿肺成纤维细胞系HFL-1，以肿瘤坏死因子-α和白细胞介素-4刺激构建肺炎体外模型，研究了$18\alpha, \beta$-甘草甜素以及$18\alpha, \beta$-甘草次酸对白细胞介素-8和嗜酸性粒细胞趋化因子1的影响，结果$18\alpha, \beta$-甘草甜素能抑制炎性因子白细胞介素-8的产生，并呈剂量相关性，但对嗜酸性粒细胞趋化因子1的产生影响较小；而$18\alpha, \beta$-甘草次酸对白细胞介素-8无效，却可抑制嗜酸性粒细胞趋化因子1的产生。

甘草中的异甘草素和甘草素对透明质酸酶的活性和由免疫刺激所诱导的肥大细胞的组胺释放都有抑制作用[10]。Park等[11]通过体外细胞培养及动物模型，均证实了甘草酸的抗变态反应的作用。吕小华等[12]观察了甘草酸对哮喘小鼠气道炎症及磷脂酶A_2活性的影响。结果证实甘草酸具有抗气道炎症及降低磷脂酶A_2活性的作用，为甘草酸用于哮喘的治疗提供了药理基础。

刘颖等[13]研究了甘草酸二铵对2，4，6-三硝基苯磺酸诱导的大鼠溃疡性结肠炎的作用及可能作用途径。通过检测2，4，6-三硝基苯磺酸性溃疡性结肠炎大鼠的结肠单位长度重量，对结肠黏膜损伤进行评分，考察甘草酸二铵髓过氧化物酶、结肠组织丙二醛和超氧化物歧化酶以及血清白介素-1β和肿瘤坏死因子-α含量的影响，结果表明，甘草酸二铵能改善结肠组织病理学变化，降低单位长度结肠重量，并呈剂量依赖关系。能提高大鼠结肠组织中髓过氧化物酶活性和结肠组织丙二醛含量，而超氧化物歧化酶活性明显下降；甘草酸二铵能显著逆转模型组髓过氧化物酶、结肠组织丙二醛和超氧化物歧化酶的变化。与模型组比较，下调结肠组织环氧酶 - 2 和大鼠主动脉壁细胞间黏附分子 - 1 表达，同时血清中白介素 - 1β 和肿瘤坏死因子 - α 表达量也有不同程度下降。认为，甘草酸二铵能有效改善溃疡性结肠炎大鼠的结肠炎症反应，其作用机制与抗氧化、降低促炎性细胞因子水平等有关。此外，郭海荣等[14]也观察了甘草酸二铵对溃疡性结肠炎大鼠的治疗作用，并对其抗炎机制进行了探讨。通过观察疾病活动指数、结肠黏膜组织学变化及髓过氧化物酶活性，放射免疫法检测血清白介素 - 6 水平，免疫组织化学法检测核因子 - κB 表达等指标，表明结果甘草酸二铵能显著降低组织损伤、髓过氧化物酶活性、血清白介素 - 6 水平以及结肠黏膜核因子 - κB 表达水平（$P < 0.05$）。提示甘草酸二铵可有效治疗溃疡性结肠炎 UC 可能是通过抑制核因子 - κB 的活化及血清白介素 - 6 的产生和表达来抑制炎症反应。

（三）抗病毒作用

甘草甜素具有诱生动物与人血中干扰素作用，同时增强巨噬细胞与自然杀伤细胞的活性，抑制水痘、带状疱疹病毒的增殖。甘草对于单纯性疱疹病毒的直接作用由 Pompei 等[15]首先报道，他们用 8mM 浓度的甘草次酸在 37℃下处理 I 型单纯疱疹病毒 15 分钟，其感染价从 107 锐减至 102。但对牛痘病毒、新城病毒、牛水疱性口内炎病毒和脊髓灰质炎病毒，用该药处理 2 小时其感染价不减小，可认为甘草次酸对单纯性疱疹病毒有特异作用。赵高年等[16]通过体外培养非洲绿猴肾细胞及单纯疱疹病毒性脑炎小鼠模型体内实验对甘草甜素抑制 I 型单纯疱疹病毒的抑制作用进行了研究。结果甘草甜素能明显抑制病毒所致的空斑形成，明显降低单纯疱疹病毒性脑炎小鼠的死亡率。提示甘草甜素能抑制 I 型单纯疱疹病毒的复制。至于其抑制 I 型单纯疱疹病毒复制的机制，有多种可能途径[17]，需进一步研究。甘草酸对疱疹病毒群的水痘 - 带状疱疹病毒感染的人胎儿成纤维细胞病灶数有明显的抑制作用，其半数增殖抑制浓度为 0.55mg/mL。体外试验 2mg/mL 甘草酸可使 99% 以上的水痘 - 带状疱疹病毒失活[18]。

奥田拓男等[19]通过对西北甘草的抗病毒效果研究，发现甘草甜素、甘草异黄酮对人类免疫缺陷病毒有明显的增殖抑制效果。Cherng 等[20]

发现，甘草甜素能显著抑制 UV 导致的 HIV – 1 基因表，并呈剂量相关性。在紫外分光光度计照射前，预先给予略低于有效量的甘草甜素（0.0012mmol/L），则可大大增强这种抑制作用（IC_{50} 从 0.38mmol/L 减至 0.04 mmol/L）。Fujii 等[21] 探讨了甘草甜素抗人类免疫缺陷病毒的机制，认为甘草甜素是通过抑制人类免疫缺陷病毒蛋白酶而发挥抗人类免疫缺陷病毒作用的。

多种临床和体外研究表明[22~23]甘草甜素还具有抑制乙型肝炎病毒增值的作用。杨京等[24]对甘草甜素抗病毒的机制进行了初步探讨，认为甘草甜素对 HepG2.2.15 变异株的病毒复制及 e 抗原分泌可能具有双向作用；细胞的存活数与病毒复制及 e 抗原呈负相关；TLR2 在变异株低表达，甘草甜素呈非剂量依赖关系上调 TLR2、TLR4 表达，表明在该细胞株甘草甜素影响乙型肝炎病毒的机制与 TLR2、TLR4 信号的改变无关，但有可能在体内通过免疫途径影响乙型肝炎病毒。

陈建新等[25]考察了甘草酸单铵盐对人工感染流感和禽流感病毒小鼠肺炎的抑制作用，并对其抗病毒作用机制进行了探讨。结果表明甘草酸单铵盐具有减轻小鼠肺炎的实变、调整感染甲型流行性感冒小鼠脾脏 T 淋巴细胞亚群比例的作用；预防给药能抑制病毒在鸡胚胎内的复制。其作用机制是通过抑制禽流感病毒对组织细胞的吸附及调节机体细胞免疫而达到抗禽流感病毒的作用。

（四）神经保护作用

崔永明等[26]探讨了甘草醇提物对东莨菪碱致大鼠学习记忆障碍的影响，对东莨菪碱致学习记忆障碍大鼠进行被动回避及"Y"型迷宫行为学检验，结果在跳台实验中，与模型组比较，甘草醇提物各剂量组（200mg/kg，400mg/kg）均可显著减少跳台错误次数及延长跳台潜伏期。在"Y"型电迷宫实验中，甘草醇提物组大鼠连续 2 次正确所需的电击次数较模型组有显著降低，且 15 次训练的正确次数及记忆成绩与模型组比较有明显增加。提示甘草醇提物对东莨菪碱造成的学习记忆障碍大鼠的学习记忆能力有明显的改善作用。表明甘草具有中枢神经保护作用。

SANG 等[27]研究发现甘草提取物具有抗金属离子所致凋亡的保护作用，并阐明甘草提取物的这一作用与其能够抑制多种凋亡进程有关。

詹春等[28]采用双侧颈总动脉反复夹闭再灌注造成小鼠学习记忆功能障碍模型。采用跳台实验和"Y"型迷宫实验测试小鼠学习记忆能力，并检测脑组织 ATP 含量、腺苷酸池水平和能量负荷值，研究了异甘草素对脑缺血再灌注小鼠认知功能障碍及能量代谢的影响。结果表明异甘草素能够改善脑缺血再灌小鼠认知功能障碍，认为作用机制可能与改善脑能量代谢有关。

赵志宇等[29]研究了甘草苷对慢性应激抑郁模型大鼠的抗抑郁作用。结果表明甘草苷可以改善抑郁模型中快感缺乏的症状，并能对抗绝望行为。同时，对其抗抑郁机制进行了初步探讨，认为甘草苷抗抑郁样作用可能通过提高机体超氧化物歧化酶活性，清除自由基，阻止脂质的过氧化，减少丙二醛的生成实现的。刘睿婷等[30]针对阿尔茨海默病发病的 β - 淀粉样蛋白沉积，兴奋性神经递质过度释放以及胆碱能神经系统退行性变学说，从抗氧化、抗 Ca^{2+} 超载及抗凋亡角度方面研究甘草苷的神经保护作用。结果表明能够抑制 β - 淀粉样蛋白 25～35 及谷氨酸的神经毒性，且能够特异性抑制乙酰胆碱酯酶活力。为阿尔茨海默病的预防或治疗提供理论基础。

（五）抗菌作用

甘草中黄酮类化合物中抗菌成分较多，作用较强。其中欧甘草素 A 和 B 等化合物对金葡球菌的抑制作用不低于链霉素。光甘草素、光甘草醇、欧甘草素 A、欧甘草素 B、3 - 羟基光甘草酚等化合物对包皮垢分支杆菌的最低抑制浓度分别是 $25\mu g/mL$、$1.56\mu g/mL$、$3.12\mu g/mL$、$6.25\mu g/mL$、$12.5\mu g/mL$[31]。其黄酮单体化合物甘草查尔酮 A、甘草查尔酮 B、甘草黄酮、光甘草素等对革兰阳性菌中的金葡球菌和枯草杆菌的抑制作用相当于链霉素；对酵母菌和真菌抑制作用高于链霉素；对革兰阴性菌中的大肠杆菌和绿脓杆菌抑制作用远低于链霉素[32]。鳞叶甘草素 A、鳞叶甘草素 B、光甘草宁等化合物，对链霉素无效的白色念球菌亦有不同程度的抑制作用，对金葡球菌也有抑制作用[33]。

甘草查尔酮 A 体外对革兰阳性球菌、杆菌和棒型菌有明显的抑制作用。对军团病杆菌属的抑制作用各不相同，对 L. pnenmophita（10 株）、博杰曼军团菌、戈尔曼军团菌、沃氏军团菌和 L. longbeacheae 种全部敏感，最低抑制浓度为 $1～4\mu g/mL$。而对约旦军团菌和 4 个米克戴德军团菌敏感性较差（最低抑制浓度为 $15～500\mu g/mL$）。表明甘草查尔酮 A 可能开发为一个新的治疗呼吸道感染的新药[34]。

体外实验表明，甘草查尔酮 A 还可抑制杜氏利什曼原虫和硕大利什曼原虫的体前鞭毛和无鞭毛体的生长。并可控制硕大利什曼原虫对小鼠的感染和杜氏利什曼原虫对仓鼠的感染。可认为它是一个新的有效的抗利什曼原虫药[35]。

甘草酚、甘草香豆素 -7 - 甲醚、异甘草酚和 glycoumarin 等化合物对突变链球菌有极强的抑制作用，前两者抑制浓度为 $6.25\mu g/mL$，后两者为 $12.5\mu g/mL$。松属素、licoflvanone、cycloflavanone 对枯草杆菌、金葡球菌和白色念球菌也有抑制作用[36]。

（六）镇咳、祛痰作用

甘草黄酮、甘草浸膏及甘草旋酸对小鼠氨水引咳、SO_2 引咳实验均呈明显的镇咳作用，祛痰试验（酚红法、毛果芸香碱法）结果显示甘草黄酮、甘草浸膏及甘草旋酸还具有较显著的祛痰作用。镇咳、祛痰结果均呈一定的量效关系，作用强度为甘草旋酸 > 甘草黄酮 > 甘草浸膏[37]。甘草黄酮呈剂量依赖方式抑制辣椒素气雾吸入诱导豚鼠咳嗽，其作用机制可能与间接影响内源性的阿片系统有关[38]。甘草次酸钠有镇咳、消痰及降低气道阻力的作用，能够对抗组胺或乙酰胆碱引起的离体豚鼠气管收缩及肺溢流量减少，其抗组胺作用强于抗胆碱作用[39]。

严进等[40]研究了甘草酸二铵对不同年龄小鼠的镇咳作用，在氨水引咳方法的基础上，采用序贯试验设计，作用于各年龄鼠的不同组别，求得各组的半数致咳时间，并据此求得样品组与对照组半数致咳时间的相对值 R，依次定量地判断甘草酸二铵的镇咳活性。结果甘草酸二铵预先给药，高剂量组半数致咳时间比低剂量组延长。在低剂量用药情况下，各年龄鼠 R 值依次递减，其中幼年鼠、成年鼠 R 值 > 130%，老年鼠 R 值 < 130%。在高剂量用药情况下，各年龄鼠 R 值均 > 150%，且幼年鼠、老年鼠 R 值较成年鼠明显增大。可以看出随着甘草酸二铵剂量的增加，其镇咳效果增强。低剂量用药时，年龄越大，效果越不明显；而高剂量用药时，各年龄鼠的药效均较明显，幼年鼠、老年鼠对其尤为敏感。

（七）抗溃疡作用

中村理惠等[41]以水浸拘束应激模型大鼠探讨了甘草水提取物中抗溃疡作用的主要成分。结果证明只有甘草黄苷、芹菜糖苷具有明显的抗溃疡活性，且在 $25 \sim 100\mu g/mL$ 时呈剂量依赖性。

（八）解痉作用

SATO 等[42]研究了异甘草素对卡巴胆碱、氯化钾、氯化钡诱导的小鼠空肠收缩的解痉作用，并对其解痉机制进行了分析。结果异甘草素对抗卡巴胆碱、氯化钾、氯化钡诱导的小鼠空肠收缩的 IC_{50} 分别为

4.96μmol/L、4.03μmol/L、3.70μmol/L。以异甘草素预处理，能非竞争性地抑制乙酰胆碱（逐渐增加浓度）引起的收缩，与罂粟碱的作用相当，提示其抗痉挛机制与罂粟碱解痉机制相似。对异甘草素的抑制作用与磷酸二酯酶之间关系的研究显示，腺苷酰环化酶激活剂弗司扣明以剂量相关方式抑制卡巴胆碱诱导的小鼠空肠收缩，IC_{50}约0.25μmol/L；而以异甘草素预处理，并未明显增加弗司扣明的抑制作用，但却明显增加非选择性磷酸二酯酶抑制剂3－异丁基－1－甲基黄嘌呤和磷酸二酯酶3抑制剂甘草香豆素的作用；还使3－异丁基－1－甲基黄嘌呤对乙酰胆碱诱导的收缩的抑制作用趋向减弱，与甘草香豆素的作用相反；这表明异甘草素的抗痉挛作用与磷酸二酯酶无关。异甘草素还对乙酰胆碱诱导的小鼠直肠收缩显示强抑制作用，IC_{50}约为1.70μmol/L。以上结果表明异甘草素作为强的松弛剂，通过由其糖苷的转化在肠的较低部位发挥作用。

佐藤祐司等[43]研究了甘草香豆素抑制肠管收缩的作用机制，结果表明甘草香豆素的肠管收缩抑制活性强于异甘草素，二者对卡巴胆碱（1×10^{-6}M）、KCl（60mM）刺激引起收缩的IC_{50}分别为3.6×10^{-6}M、2.7×10^{-6}M，与罂粟碱（1.8×10^{-6}M、1.2×10^{-6}M）相近。甘草香豆素（$1 \times 10^{-5} \sim 1 \times 10^{-6}$M）与异丁基甲基黄嘌呤（$1 \times 10^{-5}$M）相同，预处理后明显增强毛喉素的肠管收缩抑制作用，并且通过环磷酸腺苷磷酸二酯酶抑制活性显示抑制作用。

（九）抗肿瘤作用

1. 甘草多糖　甘草多糖可抑制实体瘤的生长，延长腹水瘤小鼠的生存期，且对S_{180}肿瘤具有抑制作用，并有可能影响Bcl－2、p53及bax基因蛋白的表达[44]。胡菁等[45]研究发现甘草多糖大剂量组（600mg/kg）的抑瘤率比中剂量（300mg/kg）的低，提示一定剂量的甘草多糖能显著抑制S_{180}肿瘤细胞的生长，且剂量过高会影响其抑制肿瘤效果。

2. 三萜类成分　甘草中的三萜成分主要分为甘草酸、甘草次酸及其衍生物。甘草酸（也称甘草皂苷）是一种五环三萜系列皂苷，分子式为$C_{42}H_{62}O_{16}$，分子量为822.92，是甘草的主要成分，含量3.63%～13.06%，味甜，甘草酸及其盐统称为甘草甜素。纯品为白色针状晶体，无臭，味极甜。加热加压及稀酸作用下，可水解为甘草次酸和两分子葡萄糖醛酸。熔点（212±7）℃，易溶于热水、乙醇溶液和丙酮，常温下微溶于水，不溶于无水乙醇、乙醚[46]。甘草甜素、甘草苷、甘草次酸及其衍生物具有防癌抑癌作用[47]。甘草甜素被糖苷酸酶部分水解后变成糖苷配基，即甘草次酸，有 $18\alpha - GA$ 和 $18\beta - GA_2$ 种异构体。

（1）甘草甜素及其衍生物 G9314 是从胀果甘草中提取的 3 个三萜类化合物的复合物，可有效对抗环磷酰胺诱发的小鼠微核细胞增加，明显减轻氨基比林和亚硝酸钠对小鼠肝脏的急性毒性。明显对抗巴豆油对 Balb/c 小鼠肝线粒体的脂质过氧化作用，使丙二醛量明显减少。对 CCl_4 诱发的小鼠肝微粒体化学发光有明显抑制。小鼠口服 G9314 肝脏超氧化物歧化酶量明显增加[48]。甘草提取剂对实验性小鼠子宫内膜癌有抑制作用[49]。甘草水溶物通过 P53 非依赖途径诱导 MGC - 803 细胞凋亡，可望作为一种新的细胞凋亡诱导剂用于胃癌的治疗[50]。此作用与胞内 Ca^{2+} 升高、胞内碱化和线粒体 $\Delta\varphi m$ 下降有关，胞内游离 Ca^{2+} 含量随甘草水溶物浓度升高和作用时间延长而增加；pH 经较低浓度的甘草水溶物处理后均升高；经甘草水溶物处理的细胞线粒体 $\Delta\varphi m$ 在 1 小时内急剧降低。

日本学者[51]对甘草甜素制剂治疗丙肝的回顾性研究表明，甘草甜素制剂用于肝病治疗，可大大降低肝硬化的发生率，对防止肝癌发生有一定作用。Okamoto 等[52]的研究也发现甘草甜素可使血清 ALT 正常化，并能预防肝细胞癌的发生。

马淼等[53]研究了甘草酸对宫颈癌细胞株（Hela）、乳腺癌细胞株（Bcap - 37）、胃癌细胞株（MGC - 803）以及肝癌细胞株（Bel - 7404）增殖的抑制作用，结果表明甘草酸对上述 4 种肿瘤细胞的生长与增殖具有显著的抑制作用。其抑瘤效果表现出浓度依赖性，与浓度呈正相关。高浓度甘草酸（$1000\mu g/mL$）对乳腺癌细胞株、宫颈癌细胞株、胃癌细胞株的增殖均有较强的抑制作用，其抑制率分别为 76.37%、79.71%、71.06%，但对 Bel - 7404 细胞增殖的抑制作用较差，抑制率仅为 24.29%。同时指出甘草酸诱导细胞凋亡是其显著抑制肿瘤细胞增殖的重要途径。但与甘草黄酮对这四种癌细胞的抑制作用相比，效果较差。

有报道称[54]，小鼠静脉注射高浓度 B16F10 黑色素瘤细胞后，连续给予 10 mg/kg 甘草甜素，转移发生率明显降低，甘草甜素组仅有 48 个肿瘤细胞集落产生，而生理盐水组有 208 个产生。与此相似，从给予甘草甜素的小鼠体内取出脾 $CD4^+$ 细胞，将黑色素瘤细胞接种于小鼠体内，转移抑制率为 84%。认为甘草甜素是通过调节肿瘤关联 Th2 细胞而抑制 B16 黑色素瘤肺转移的。

甘草酸单铵盐对小白鼠艾氏腹水癌及肉瘤均有抑制作用，甘草甜素还能抑制皮下移植的吉田肉瘤。将 18β - 甘草次酸的 C_{20} 位上的羧基与氨基聚乙二醇的氨基缩合形成了 18β - 甘草次酸的聚乙二醇络合物，并用紫外和红外波谱分析等手段证实了该络合物的结构。实验中发现，18β - 甘草次酸的聚乙二醇络合物的水溶性比 18β - 甘草次酸高 280 倍左右。使用 B16 小鼠黑色素瘤细胞测定了该络合物的抗肿瘤活性，结果表明其抗肿瘤活性与对照物 18β - 甘草次酸相当[55]。

黄曲霉毒素 B_1 是强致癌剂，甘草甜素具有明显抑制黄曲霉毒素 B_1 诱发癌前病变的作用，其阻断率具有良好的剂量反应关系[56]。关于甘草甜素的抑制机制，可能与如下因素有关：①甘草甜素具抗细胞毒活性，可对抗四氯化碳、半乳糖胺及丙烯基甲酸盐等化学物质致肝细胞损伤，具有抗氧化作用，显著抑制自由基及过氧化脂质产生，同时甘草甜素可稳定细胞膜结构，调节其通透性。由此推测甘草甜素可保护肝细胞，对抗黄曲霉毒素 B_1 的毒性损害。②甘草甜素具有较好的解毒功能。在体内可被葡萄糖醛酸酶水解成为甘草次酸和葡萄糖醛酸，前者有较强的抗氧化抗细胞毒活性，后者可与毒物结合而增强解毒功能。甘草甜素抑制黄曲霉毒素 B_1 致肝癌作用很可能与黄曲霉毒素 B_1 及其代谢物较多地被葡萄糖醛酸结合，迅速从尿中排出而降低致癌性有关。③甘草甜素有抑制肿瘤细胞生成的作用。很可能是被黄曲霉毒素 B_1 启动了的变异肝细胞的增长受到抑制。④甘草甜素可直接作用于肝细胞，颉颃肝糖原的蓄积作用。肝糖原蓄积作用的发生，在人类、啮齿类和体外系统都表现出与肝癌的发生有密切联系。甘草甜素也可降低 G - 6 - P - 灶和 γ - GT + 灶的发生率，减少肝癌的发生。实验证实[57]，甘草甜素对大鼠肝微粒体 I 相酶主要呈抑制作用，对 II 相酶呈诱导作用。甘草甜素既抑制"增毒"的细胞色素 P450 同工酶活性，减少毒物和致癌物的代谢活化，又显著诱导 I 相酶活性，加快毒物和致癌物的排泄。Tanaka[58]证明在化学致癌过程中，甘草甜素可诱导干扰素产生，激活肿瘤动物免疫功能，显著提高自然杀伤细胞和巨噬细胞吞噬率。

同时，甘草甜素可明显抑制二乙基亚硝胺致大鼠肝癌前病变，对启动阶段或促进阶段都有效，而对启动阶段的抑制作用较强。还可预防多氧化联苯或化学致癌剂 3 - 甲基 - 4 - 二甲基 - 氨基偶氮苯诱发的小鼠肝癌[59]。

葛淑芬等[60]研究发现甘草甜素可引起纤维肉瘤细胞形态学改变，可使纤维肉瘤细胞 G1 期向 S 期移行受阻和阻止 DNA 初始合成的机制。甘草甜素 600mg/L 以上能抑制纤维肉瘤细胞的增殖，且抑制效果随其浓度的增加、作用时间延长而增强。

（2）甘草次酸及其衍生物　Rudkin 等[61]报道，甘草次酸可阻止细胞间交流的隙连接从而显著阻止肿瘤细胞生长分化。18β – 甘草次酸和甘草酸均可抑制人肝癌细胞增殖和诱导其分化逆转，但在同等效果下 18β – 甘草次酸所需的浓度比甘草酸的浓度低约 40 倍[62]。

甘草次酸能明显抑制髓系白血病细胞系 K562 细胞增殖，并诱导其周期阻滞于 G_0/G_1 期。该效应可能与其下调周期蛋白 cyclin D1 和 cyclin E 表达有关[63]。

郑江丽等[64]观察了甘草次酸对多囊卵巢大鼠卵巢的影响，并对甘草次酸治疗多囊卵巢高雄激素血症的可能机制进行了探讨。对多囊卵巢大鼠模型进行甘草次酸干预后，血睾酮水平明显下降（$P < 0.01$），排卵率上升（$P < 0.01$），卵巢内黄体和成熟卵泡增多，卵泡平均直径显著增大（$P < 0.05$），卵泡壁颗粒细胞层数增加，卵泡膜厚度变薄（$P < 0.01$），间质细胞 11β – HSD – 1 表达下降（$P < 0.01$）。提示甘草次酸降低高雄激素血症，改善卵巢多囊征象，恢复卵巢排卵功能，可能与其抑制多囊卵巢大鼠卵巢 11β – HSD – 1 过度表达有关。

陈晓光等[65]研究发现甘草次酸能抑制二甲基苯蒽诱发皮肤肿瘤的始发阶段和十二氧 – 十四烷酰大戟二萜醇醋酸酯诱发皮肤肿瘤的诱发阶段。甘草次酸能够抑制巴豆油诱发的小鼠耳肿胀和鸟苷酸脱羧酶活性增高，诱导鸟苷酸脱羧酶活性是巴豆油诱发肿瘤促发最为重要的生化特征，即甘草次酸具抗促发作用。甘草次酸对苯并芘所诱发的 DNA 损伤有一定的保护作用，同时还降低致癌剂苯并芘所引起的非程序 DNA 合成。β – 甘草次酸比 α – 甘草次酸更有效地抑制由苯并芘、2 – 氨基芴和黄曲霉毒素 B_1 致沙门菌 TA98 和 TA100 的突变作用。

18β – 甘草次酸有抗 PGCL3 人肺癌细胞增殖和侵袭能力的作用，张东方等[66~68]研究了 18β – 甘草次酸与维甲酸的协同抗侵袭作用，结果表明二者协同作用对侵袭的各个基本环节都有抑制作用。黄炜等[69]还用甘草次酸对 BFL – 7420 人肝癌细胞进行实验，测定其对癌细胞增殖的抑制作用，发现甘草次酸具有抑制人肝癌细胞增殖和诱导分化的作用。此外，还可以诱导癌细胞恶性表型逆转。

王银环等[70]观察 18β – 甘草次酸对人胃癌细胞系 BGC823 细胞增殖的影响，并从细胞周期及细胞周期素依赖性激酶抑制蛋（p16、p21、p27）方面探讨了甘草次酸可能的作用机制。以不同浓度的甘草次酸处理胃癌 BGC823 细胞后，采用 MTT 检测后发现，甘草次酸可明显抑制 BGC823 细胞的恶性增殖，并且这种增殖抑制作用在一定范围内呈剂量依赖性效应。证实甘草次酸可以明显抑制胃癌细胞生长。

黄炜等[71]发现甘草次酸具有抑制人乳腺癌细胞增殖和诱导凋亡的

作用，其诱导凋亡可能依赖于细胞内 Ca^{2+} 水平上调。

此外，甘草次酸对体外培养的兔晶状体上皮细胞的增殖有显著的影响，兔晶状体上皮细胞的凋亡率随着甘草次酸的浓度增加和时间的延长而增加。且对兔晶状体上皮细胞凋亡诱导作用呈剂量和时间依赖性[72]。甘草次酸作为抗增殖作用的药物，其毒副作用低又具相当强的抗炎活性，在眼内应用可以降低眼内组织的炎性反应，减少炎性介质及相关的细胞因子的分泌，从而能有效的抑制后发性白内障的发生。预示着甘草次酸在后发性白内障的防治方面具有一定的应用前景。

葛艳等[73]发现甘草次酸作用于人结肠癌细胞后，细胞阻滞于 G1/S 期，增殖受到明显抑制，并出现 P16、P21、P27 蛋白水平上调，其机制与上调 P16、P21、P27 蛋白有关。

3. 黄酮类成分　近年来由于发现甘草查尔酮对艾滋病毒的抑制作用比甘草酸强，且具有抗癌作用，使甘草黄酮类化合物的研究成为医药界关注的新焦点，已发现了 10 大类 100 多个化合物，主要有甘草黄酮、异甘草黄酮醇、甘草素、异甘草素等。实验表明，活性氧可引起 DNA 碱基损伤，导致基因突变，进一步造成细胞突变或癌变，因而应用抗氧剂预防肿瘤的发生正日益受到重视。

赵世元等[74]观察了甘草总黄酮体内抗肿瘤作用，结果表明，甘草总黄酮能抑制小鼠体内肿瘤的发生和发展，能显著提高 H22 腹水瘤小鼠的生命延长率，并且能增加肉瘤小鼠的胸腺指数，降低 S_{180} 小鼠肉瘤的脾指数。并通过实验证实[75]抑瘤机制可能与其诱导肿瘤细胞凋亡密切相关，通过影响肿瘤细胞内相关凋亡蛋白 Bcl - 2 和 Bax 蛋白的表达实现的。

从胀果甘草中提取的 6 个黄酮类化合物的混合物 G9315 可有效地预防巴豆油对小鼠皮肤的促癌作用，对巴豆油诱发的不同细胞的脂质过氧化有明显的对抗作用[76]。进一步研究证明 G9315 有显著抑制巴豆油诱发的耳水肿及其诱发的 P^{32} 参入 Hela 细胞磷脂部分，说明它具有抗促癌作用，并能有效抑制促癌剂诱发的磷脂合成增加，还能明显对抗环磷酰胺引起的小鼠骨髓微棱细胞增多，具有抗突变作用。可明显抑制 CCl_4 诱发的小鼠肝微粒体脂质过氧化，有效对抗 CCl_4 所致肝微粒体的损伤[77]。由此可见，甘草黄酮类混合物 G9315 是具有抗促癌、抗致突和抗氧化作用的有效成分。王秀梅等[78]报道，甘草叶中富黄酮组分可诱导单核巨噬细胞产生肿瘤坏死因子作用。$50\mu g/mL$ 对 C929 细胞的溶解为 $(7.21\pm0.97)\%$；$500\mu g/mL$ 为 $(55.18\pm2.41)\%$。

日本学者 Hantano 等[79]报道了甘草根中黄酮类成分的清除自由基作

用。其中，甘草查尔酮 B（2.2×10^{-5} mol/L）> 甘草查尔酮 A（12×10^{-5} mol/L）> 异甘草素（96×10^{-5} mol/L）> 甘草素（$> 100 \times 10^{-5}$ mol/L）。该作用与 5 - 脂质氧化酶抑制作用相同，其中具有邻位酚羟基黄酮的作用最强。

异甘草素是甘草中提取的一种黄酮类化合物，研究表明[80]，异甘草素对宫颈癌细胞系 HeLa 和 SiHa 的体外增殖有明显的抑制作用。在上述基础上，作者采用对异甘草素更敏感的人宫颈鳞状上皮癌细胞系研究异甘草素对宫颈癌细胞的体内外作用并对其可能机制进行探讨。结果表明，异甘草素可以显著抑制人宫颈癌细胞体内外增殖，其机制与将细胞周期阻滞于 S 和 G2/M 期及影响细胞周期因子 cyclin B_1 的表达和改变 P^{34cdc2} 的磷酸化水平有关[81]。异甘草素能有效地抑制前列腺癌细胞的增生并呈浓度依赖性（$0 \sim 20 \mu m$），IC_{50} 为 $12.58 \mu m$，且呈时间依赖性，IS120μm 作用 3 天时的抑制率为 85.26%[82]。

（十）保肝作用

动物实验证明[83]预先给小鼠以甘草黄酮（不含甘草酸）200mg/（kg·d）、400mg/（kg·d）、600mg/（kg·d）灌胃 2 天，能显著降低 CCl_4 所致的血清各丙转氨酶和乳酸脱氢酶活性的升高，并能改善肝内丙二醛所致的肝脏坏死，但对血清内酶的活性无抑制作用，也不能减少正常小鼠血清中酶的活性。另有研究报道[84]甘草浸膏灌服，可明显减轻 CCl_4 所致大鼠肝脏的变性坏死，促进肝细胞内糖原及核糖核酸的恢复，使血清谷丙转氨酶下降。甘草中差向异构 α 体能明显减轻 D - 半乳糖胺中毒 24 小时、48 小时引起的大鼠肝组织和肝亚微结构的病变，β 体能减轻中毒 24 小时大鼠的病变。

甘草甜素具有明确的治疗慢性乙肝的作用，1992 年甘草甜素片已被国家卫生部确定为治疗慢性肝炎的首选药物。有报道认为[85]甘草甜素抑制由 CCl_4 所致的肝细胞损害的机制是通过抑制磷脂酶 A_2 的活性，阻断花生四烯酸在起始阶段的代谢水平，使得前列腺、白三烯等炎性介质无法产生，从而达到保护肝细胞膜的作用。甘草甜素治疗成人肝纤维化、肝硬化有明确的作用[86~87]。陈绍兵等[88]观察了甘草甜素抗幼龄大鼠实验性肝纤维化的效果，以期对甘草甜素用于儿童肝纤维化治疗及预防的作用进行探讨。结果表明甘草甜素治疗组在幼龄大鼠一般情况和光镜下病理学分级中，明显优于同步预防组和肝纤维化对照组，而同步预防组又优于肝纤维化对照组，且疗程越长，效果越明显。甘草甜素对幼龄大鼠肝纤维化有明显治疗及预防作用。另有研究表明甘草甜素是在机体内水解成甘草次酸而发挥保肝作用的[89~90]。

Okamoto 等[91~92]研究了甘草甜素对慢性肝炎小鼠的作用，发现给小鼠腹腔注射甘草甜素 200mg/kg，即可抑制 ConA 所致血浆谷丙转氨酶活性增高，但不能抑制 ConA 致体重减轻，也不影响 INF-7、肿瘤坏死因子-α、白细胞介素-2 和白细胞介素-6 等细胞因子的表达，表明其可能并不通过抑制细胞因子分泌来发挥作用。但随后 Abe 等[93]在研究中发现，甘草甜素能够提高 ConA 导致的肝炎小鼠树突状细胞中白细胞介素-10 的产生，认为这种升高可能与 ConA 所致肝炎的炎症水平下调有关。

Zheng 等[94]研究了甘草甜素对原代培养的 SD 大鼠肝细胞上清液中一氧化氮产生、主动脉壁细胞间黏附分子-1 表达以及细胞凋亡的抑制作用，结果表明甘草甜素对卡介苗与脂多糖所致的免疫性肝毒性损伤大鼠肝细胞的保护作用。

甘草酸类化合物保肝作用明确[95]，它们可以减轻肝细胞坏死，降低血清丙氨酸氨基转移酶水平，抗肝纤维化，促进肝细胞再生。大量研究证实[96]甘草酸通过抗炎、抗脂质过氧化、调节免疫和稳定溶酶体膜等作用，可有效地防治实验性和临床各种肝损害。

关于甘草酸抗纤维化作用机制，国内外已经开展了广泛的研究，目前报道的主要机制有：①脂质过氧化产物可直接刺激胶原基因转录，导致肝纤维化，而该类制剂具有良好的抗过氧化作用，这可能是其抗肝纤维化作用的主要机制。②可以显著抑制 I、III 型前胶原 mRNA 的表达。③对成纤维细胞 mRNA 表达的直接抑制作用[97]。④抑制 CCl$_4$ 诱导纤维化大鼠肝组织 NF-κB 活性升高，下调前炎性细胞因子表达，降低血清丙氨酸氨基转移酶和谷草转氨酶，抑制肝纤维化的发生发展[98]。⑤体内诱导 γ 干扰素，减缓肝纤维化进程。⑥糖皮质激素样作用可以降低谷氨酸羟化酶或脯氨酸羟化酶的活性，促进胶原降解，使交联不易形成，减少胶原纤维的沉积，防止肝纤维组织增生。⑦抑制肝星状细胞的 DNA 合成与增殖，降低细胞外基质的合成与分泌[99~100]。⑧能够显著抑制 C-fos 与 C-jun mRNA 表达，可通过调节核转录因子 C-fos 和 C-iun 的表达及 AP-1 DNA 结合活性而产生抗肝纤维化作用[101]。⑨甘草酸作用后使 Smed 泛素化调节因子-2 基因表达恢复正常，TGF13 受体复合物降解增加，阻碍信号传导，从而抑制肝纤维化的发展[102]。

Yoshikawa 等[103]从肝细胞凋亡的角度考察保肝药物的作用及其作用机制，发现给小鼠腹腔内注射 CCl$_4$ 同时给予甘草酸可使细胞凋亡数减少，6 小时后减少 1/12，12 小时后减少 1/2。在进一步研究中发现甘草酸具有类固醇激素样结构，可特异性地共价结合于肝细胞膜的特殊位点，维持细胞膜的完整性，下调免疫反应，抑制炎症而减轻肝细胞损伤，抑制肝细胞凋亡。

章道华等[104]研究了异甘草素对 CCl_4 所致大鼠急性化学性肝损伤的保护作用并对其机制进行探讨。结果表明，异甘草素剂量依赖性降低大鼠血清中升高的丙氨酸氨基转移酶和谷草转氨酶活性，升高肝组织中降低的谷胱甘肽含量、超氧化物岐化酶和谷胱甘肽过氧化物酶活性，同时降低过氧化物终产物含量。异甘草素浓度在 $5.0 \sim 20.0 \mu mol/L$ 之间时可依赖性抑制 CCl_4 引起的丙氨酸氨基转移酶和谷草转氨酶升高，异甘草素为 $20.0 \mu mol/L$ 时可阻断 CCl_4 产生的肝细胞丙氨酸氨基转移酶和谷草转氨酶漏出。证明异甘草素对大鼠化学性肝损伤具有显著的保护作用。研究者认为其机制与清除肝组织中的自由基和抗脂质过氧化等作用有关。

（十一）解毒作用

甘草对误食毒物（毒蕈），药物中毒（敌敌畏、喜树碱、顺铂、咖啡因、巴比妥）均有一定的解毒作用，能缓解中毒症状，降低中毒动物的死亡率。甘草解毒作用的有效成分主要为甘草甜素。甘草流浸膏及甘草甜素对某些药物中毒、食物中毒、细菌毒素、农药中毒、体内代激产物中毒都有一定的解毒作用。

目前关于甘草解毒作用的机制研究较多，主要有以下几种理论：①甘草甜素对毒物有吸收作用，甘草酸水解产生 1 分子的甘草次酸和 2 分子葡萄糖醛酸，而葡萄糖醛酸具有解毒作用[105]，能与体内含有羟基或羧基的毒物和药物结合，形成无毒或低毒的葡萄糖醛酸结合物而由尿排出。②甘草甜素有肾上腺皮质激素样作用[106]。③具有吸附作用，在胃肠道吸附毒性物质，从而减少有毒物质的吸收[107]。④有研究表明[108]甘草可使探针药物在体内代谢速率加快，细胞血素 P450 活性增强，显示出肝药酶诱导作用。杨静等[109]研究了 $18\alpha - 2$ 甘草酸二铵对大鼠肝脏细胞色素 P450 和 II 相酶的影响，证实 $18\alpha - 2$ 甘草酸二铵一方面可以显著诱导 II 相酶活性，加快毒物和致癌物的排泄；另一方面又可以抑制"增毒"的细胞色素 P450 同功酶活性，减少毒物和致癌物的代谢活化。进一步证明了甘草解毒的"诱导"机制。此外，Hye 等[110]还发现甘草次酸对细胞色素 P450 同功酶的亚型细胞色素 P4502E1 同样具有抑制作用，可通过抑制细胞色素 P4502E1 的表达，实现对四氯化碳诱导的肝损伤的保护。⑤邝枣园等[111]经研究显示，升麻甘草汤的解毒作用机制可能与降低内毒素诱发的肿瘤坏死因子 – A 升高有关。

徐卓立等[112]研究了甘草酸锌对顺铂的毒性及其抗癌效果的影响，结果表明甘草酸锌对顺铂引起的肾脏、血液、生殖系统损害及致死毒性均有一定保护作用。可通过诱导 5 – 甲氧基 – N – 乙酰吲哚乙胺降低顺铂毒性，但经体内、外抑瘤实验证实，甘草酸锌对顺铂的抗癌效果无明显影响，有望作为抗癌药物的减毒剂应用于临床。甘草及其制剂与喜树碱联用，可以减轻喜树碱引起的腹泻，降低小鼠的死亡率，保护小鼠耐受较大剂量的喜树碱，还可以减轻应用喜树碱使白细胞计数下降的副反应，并能增强喜树碱的疗效[113]。

甘草甜素、甘草煎剂能显著降低士的宁的毒性，甘草流浸膏能解除急性氯化氨中毒，精制甘草口服液或静脉注射液能预防吡唑酮类 Sulplrin 的毒性。甘草还能显著降低组织胺、水合氯醛、乌拉坦、可卡因、苯砷、升汞的毒性，能减低印防己毒素、咖啡因、烟碱、毛果芸香碱、巴比妥类的毒副作用，对中药巴豆、藜芦、苦楝皮、防己等也有解毒作用[114]。

多项研究均证实当附子与甘草共同煎煮时，附子所含毒性生物碱较之附子单煎时为低[115~118]。陈长勋等[119]探讨了甘草降低附子毒性的机制，认为其解毒机制主要有以下几种：①其所含甘草酸及甘草次酸可能与乌头类生物碱结合，延缓或减少毒性物质的吸收，甘草酸在胃肠道转化为甘草次酸而被机体吸收，吸收后的甘草次酸在体内有较强的抗乌头碱所致心律失常的作用。②甘草所含黄酮类化合物可能在煎液中与乌头类生物碱发生结合沉淀，减少有毒生物碱的吸收，甘草黄酮在体内也可发挥颉颃乌头碱所致心律失常作用。③甘草酸水解产物葡萄糖醛酸与乌头碱结合，减少有毒生物碱吸收或在体内与乌头碱结合加速其排泄而发挥解毒作用的可能性存在，但此减毒作用并非主要作用。

雷公藤多苷与甘草酸配伍能更有效地缓解胶原诱导性关节炎模型大鼠炎症关节的肿胀程度，降低炎症关节组织前列腺素 E_2 含量，其作用优于单用雷公藤多苷组，提示在抗炎方面甘草酸对雷公藤多苷有增强作用，其机制与抑制炎症关节组织前列腺素 E_2 生成有关。提示，雷公藤可以通过与甘草配伍，达到减少用药剂量和毒副反应而获得同等疗效的目的。此外，对雷公藤多苷所导致的小鼠肝脏损害和精子损伤也有明显改善作用[120]。有人采用均匀设计方法，将雷公藤与甘草水煎剂进行不同的剂量配比，观察不同时间段大鼠血液生化学指标的变化，发现雷公藤：甘草为 60：0 时毒性最大，以雷公藤：甘草为 60：9 时毒性最小[121]。

呋喃妥因治疗肾盂肾炎时，胃肠道的不良反应较大，但当与去甘草酸的甘草合用时，既能保留呋喃妥因的杀菌作用，还可使胃肠道反应降低到最小程度[122]。表明甘草能够降低呋喃妥因的胃肠道刺激。对马兜铃酸所致肾小管上皮细胞损害亦有一定的保护作用，可明显改善马兜铃酸对细胞增殖的抑制作用，减轻马兜铃酸的细胞毒作用，改善细胞超微结构[123]。罗世江[124]研究表明甘草与松节油合用能延长白喉毒素引起的小鸡死亡时间，与生理盐水对照组有显著差异，其解毒作用强于单用促肾上腺皮质激素、甘草、松节油。王淑兰等[125]研究发现骨碎补与甘草联合应用，对链霉素引起的小鼠运动平衡失调、体重增长缓慢、肾功能下降、肾损伤等毒性反应有一定作用。甘草的主要成分甘草甜素可对抗环磷酰胺对小鼠的骨髓毒性，使环磷酰胺所导致的白细胞、血小板及血红蛋白减少均有明显回升[126]。甘草对中药麻醉有催醒作用[127]。

（十二）抗心律失常作用

胡小鹰等[128~129]研究发现 50~100mg/kg 甘草总黄酮可延长乌头碱诱发的小鼠心律失常的潜伏期，减少氯仿诱发的小鼠心室纤颤阳性率。25~50mg/kg 甘草总黄酮可增加哇巴因诱发豚鼠出现室性早搏、室速、室颤和心搏停止所用剂量，证明甘草总黄酮具有抗心律失常作用。后又以异甘草素为模型药物，研究了其抗心律失常的作用，表明异甘草素 8~16mg/kg 可减少氯仿诱发的小鼠心室纤颤阳性率；4~8mg/kg 可减少乌头碱诱发的大鼠心律失常的持续时间，增加哇巴因诱发豚鼠出现室性早搏、室速、室颤和心搏停止所用剂量。

谢世荣等[130]研究了甘草黄酮的抗心律失常作用，结果表明剂量在 2mg/kg 即能明显对抗乌头碱 20μg/kg、$BaCl_2$ 2mg/kg 以及结扎左冠状动脉前降支诱发的大鼠的室性心律失常。还可明显对抗 $CaCl_2$ – Ach（$CaCl_2$ 0.6% + Ach 0.0025%）混合液诱发小鼠心房纤颤或扑动。通过对大鼠心电图监测，发现甘草黄酮有负性频率作用和负性传导作用。随后又进行了甘草不同提取物或有效部位的抗心律失常作用，表明甘草水提液及甘草次酸均具有显著的抗心律失常作用[131~132]。

蒋建刚等[153]报道甘草酸二铵能显著降低再灌注心律失常发生率，也能明显减少心肌组织中丙二醛含量（$P < 0.01$），增加超氧化物歧化酶和 Na^+ – K^+ – ATP酶活性，还能减少心肌肌酸激酶、乳酸脱氢酶的释放，证实了甘草酸二铵的抗心肌缺血再灌注心律失常的作用，同时分析了其作用机制，认为可能与降低心肌脂质过氧化和增强氧自由基清除酶的活性有关。

（十三）降血脂、抗动脉粥样硬化作用

甘草甜素降血脂、抗动脉粥样硬化作用的机制为：通过抑制磷脂酶 A 的活性，使酶溶体膜稳定化，保护自酶溶体释放酶，防止脂质沉积，降低血液中胆固醇含量，抑制血小板聚集从而治疗动脉粥样硬化[134~135]。甘草酸单铵盐、赖氨酸甘草酸盐是抗动脉硬化治疗药，其强度超过抗动脉硬化药 misclerone 和 polysponin[136]。

（十四）抑制血小板聚集作用

甘草叶富黄酮组分对胶原蛋白诱导的血小板聚集有较强的抑制作用。Tawata 等[137]报道，异甘草素和 Gu – 7（来自甘草中的 3 – 芳基香豆素衍生物）也具有抗血小板聚集作用，其作用强度在体外与阿司匹林相当。

（十五）抗氧化作用

傅乃武等[138]证实甘草中的黄酮类成分有明显的抗氧化作用。汪河滨等[139]研究了不同提取方法得到的甘草黄酮的抗氧化活性，结果表明，各种提取方法得到的甘草黄酮均具氧化活性，以恒温水浴提取的黄酮抗氧化作用效果最好，微波提取次之，超声提取、超声 – 微波协同萃取所得黄酮粗品抗氧化作用最小。

二、大枣

近年来药理研究发现，大枣中含有多种生物活性物质，如大枣多糖、黄酮类、皂苷类、三萜类、生物碱类、环磷酸腺苷、环磷酸鸟苷等，对人体有多种保健治病功效。

（一）增强免疫作用

张庆等[140]体外实验研究表明，大枣多糖（60μg/mL）具有明显抗补体活性，且具有浓度依赖关系；又用 MTT 法测脾细胞增殖程度，结果表明，大枣多糖可促进小鼠脾细胞增殖，作用呈现先升高后下降趋势，最适浓度为 100mL。大枣中性多糖能促进小鼠脾细胞自发增殖反应和混合淋巴细胞培养反应，且认为其对未活化的小鼠脾细胞有促进增殖作用[141]。认为[142]大枣粗多糖、中性多糖、酸性多糖均促进淋巴细胞增殖，但中性多糖促进增殖作用比酸性多糖强（与其化学组成及分子量大小有关）。苗明三等[143~145]亦证明，大枣多糖对机体非特异性免疫、细胞免疫和体液免疫均有显著兴奋作用，可提高免疫抑制小鼠腹腔巨噬细胞吞噬功能，促进溶血素溶血空斑形成、提高淋巴细胞转化率和外周血 T 淋巴细胞百分率。

（二）抗氧化作用

王伟[146]采用离体实验证明，大枣提取液浓度在 0.07 ~ 0.556mg/mL 之间时，有明显的清除氧自由基的作用，该提取液对鼠肝匀浆有抗脂质过氧化的作用，在 2.08mg/mL 浓度时可明显抑制鼠肝匀浆脂质过氧化反应。周运峰[147]给予半乳糖致衰模型小鼠灌服大枣多糖后可明显延缓小鼠衰老，提高衰老模型小鼠血超氧化物歧化酶及过氧化氢酶活力，降低脑匀浆、肝匀浆及血浆中过氧化脂水平。李雪华等[148]用化学发光分析法分别测定了大枣多糖对全血化学发光法中的全血白细胞、呼吸爆发中产生的活性氧（H_2O_2、O_2、$-OH$），联苯三酚自氧化法产生的超氧阴离子自由基，抗坏血酸 $- Cu^{2+} - H_2O_2$ 体系产生的羟氧自由基以及鲁米诺发光体系中 H_2O_2 的清除作用，结果表明大枣多糖具有清除自由基的作用，其活性大小与多糖的用量呈正相关，在全血生理环境下，对全血化学发光中活性氧的清除能力最强。王建光等[149]探讨了大枣对维持细胞内钙稳态的作用及机制，认为大枣能增强机体抗氧化能力，减少自由基对生物膜的损伤，维持细胞内钙稳态，具有一定的抗衰老作用，同时指出自由基与钙超载协同作用可能是导致衰老的重要原因。顾有方等[150]观察了大枣多糖对大鼠血清自由基代谢的影响，结果发现，服用大枣多糖大鼠血清中丙二醛先升高后降低，超氧化物歧化酶活性降低，但降低趋势逐渐缓慢，谷胱甘肽过氧化物酶的活性先升高后降低，过氧化氢酶活性变化不明显。表明大枣多糖对大白鼠血清自由基有一定的影响。

（三）抗突变作用

宋为民等[151]研究发现，用姐妹染色单位互换技术发现给小鼠灌服浓度为 0.5g/mL 的大枣煎液 20mL/kg，能明显降低环磷酰胺所致的姐妹染色单位互换值升高，表明大枣煎液有抗突变作用。

（四）抗肿瘤作用

魏虎来等[152]采用 MTT 比色法和集落形成法研究发现：大枣水溶性提取物对人白血病 K562 细胞的增殖和集落形成能力有显著的抑制作用，表明其水提物中有抗白血病的有效成分。崔振环等[153]观察了复方大枣合剂、环磷酰胺、大枣合剂合环磷酰胺对小鼠乳腺癌的抑制作用，研究发现大枣合剂对小鼠乳腺癌抑制率为 59.89%，环磷酰胺为 84.74%，大枣合剂合环磷酰胺为 88.70%，同时大枣合剂组白细胞未见明显下降。表明大枣合剂对小鼠乳腺癌有一定抑制作用，其作用稍弱于环磷酰胺，但其对小鼠白细胞无明显下降，说明对机体无毒副作用。张庆等[154]采用 MTT 法测细胞增殖，半定量 RT－PCR 测定 TNF－αmRNA 的表达来研究大枣中性多糖对小鼠 Mφ 分泌肿瘤坏死因子及其 mRNA 表达水平的影响。结果表明：大枣中性多糖无直接杀肿瘤细胞作用，但可通过与免疫细胞作用间接抑制肿瘤，其中 Mφ 可能是多糖调节免疫、抑制肿瘤的靶细胞之一，Mφ 激活后，可释放肿瘤坏死因子、白细胞介素－1、一氧化氮等细胞因子和炎症介质，其中一氧化氮是杀伤肿瘤细胞的一个重要效应分子。阻断亚硝胺的合成或消除亚硝胺的前体物质是防治癌症产生的有效途径之一。袁叶飞等[155]在模拟人胃液条件下，观察了大枣对 N－二甲基亚硝胺的体外合成的阻断作用，结果表明：大枣能明显阻断 N－二甲基亚硝胺的形成，其原因在于大枣中的活性成分能消除反应液中的亚硝酸盐。

（五）抗过敏作用

在中医临床治疗过程中已发现大枣具有抗过敏作用。可用于药物过敏及其他过敏性疾病所引起的过敏性紫癜。八木晟等[156]选用治疗变态反应性疾病的 20 种常用中药，分别用水和醇提取，对提取物进行了大鼠变态反应活性筛选实验，结果发现给大枣乙醇提取物 $100mg/(kg \cdot d)$ 显示出与硫唑嘌呤（免疫抑制剂）相同的作用，对特异反应性疾病能抑制抗体的产生，表明大枣具有抗变态反应作用。

（六）抗炎作用

大枣及大枣树皮的乙醇提取物具有明确的抗炎效果[157]。赵喜荣等[158]研究报道大枣叶提取物对二甲苯所致小鼠耳廓炎症、蛋清性大鼠足跖肿胀和棉球致肉芽组织增生有显著的抑制作用。且能减轻幼年大鼠胸腺重量，使肾上腺重量增加，并能显著清除由鲁米诺介导的黄嘌呤－黄嘌呤氧化酶产生的 O_2^- 以及由 Fe^{2+} 介导的 H_2O_2 产生的 OH^-，表明大枣叶提取物具有抗炎作用，并指出，大枣叶提取物发挥抗炎作用可能与清楚自由基有关。

（七）镇静、催眠作用

矢原正治等报道，从大枣提取物分离到一种黄酮－双－葡萄糖苷的混合物，药理实验证明有镇静催眠作用[159]。

（八）其他作用

此外，大枣还具有补体抑制、保肝[160]、增强肌力、预防龋齿、降压、补血[161]等作用[162]。大枣的营养价值很高，是理想的保健佳品。

三、生姜

（一）对心血管系统作用

1. 抗血小板聚集作用　Verma 等[163]给20名健康志愿者每天饮食补充100g牛油，连续7天，发现血小板凝固明显加强（$P < 0.001$），如同时每天补充5g生姜干粉，与对照组相比，则补充生姜粉组血小板凝固明显受抑制（$P < 0.001$），可见，生姜阻碍血小板凝固，从而对抗血栓形成。

生姜水提物能显著减少血小板标记的花生四烯酸生成血栓素 B_2 及 PGs 的合成，抑制环氧化酶的活性[164]。Srivastava[165]进一步用3种不同极性的有机溶媒（正己烷、氯仿、乙酸乙酯）对生姜水提物进行提取，其中正己烷提取物分析显示，至少有3种物质在抑制血小板血栓形成的同时增加脂氧合酶产物，进一步明确了生姜水提物中抗血小板抑制作用的药效部位。

陈昆南等[166]报道：生姜醇提物可明显抑制由 ADP 诱导的血小板聚集，还可抑制由一定浓度乙醇诱导的血小板聚集功能，体外、体内都有较强的抑制作用，其体内抑制由乙醇（80%）诱导的血小板聚集作用比阿司匹林强且抑制作用明显。卢传坚等[167]也证实了生姜醇提物的抗血小板聚集活性，并指出抑制血小板聚集的作用与抑制环氧化酶活性有关。高本波等[168]考察了姜的总黄酮成分对家兔血小板聚集及其抗血栓作用，结果表明，姜总黄酮（主要含姜二酮、姜烯酮、黄酮等）能抑制家兔血小板聚集、血小板黏附和大鼠颈动脉血栓形成、小鼠肺动脉血栓形成。Bhandari 等[169]的研究表明，生姜乙醇提取物能显著降低兔子血清胆固醇、甘油三酯、脂蛋白、磷脂水平，减少动脉硬化症的发生。

2. 降血脂及抗动脉粥样硬化作用　生姜具有明确的降低血总胆固醇、甘油三酯和低密度脂蛋白水平，改善动脉粥样硬化病变程度的作用[170]。生姜乙醇提取物能明显降低高脂血症模型家兔血清总胆固醇、甘油三酯、血清脂蛋白和磷脂含量，显著升高血清高密度脂蛋白含量，明显减轻家兔动脉粥样硬化的程度[171~172]。生姜醇提物能明显降低由链脲佐菌素诱导的糖尿病模型大鼠血清葡萄糖、总胆固醇和甘油三酯含量，显著升高血清高密度脂蛋白含量，明显抑制肝和胰腺组织脂质过氧化反应[173]。给 Trilon WR - 1339 诱导的高胆固醇血症实验小鼠喂饲（E）-8β-17-环氧-12-烯-15, 16-二醛后，发现鼠肝脏匀浆中胆固醇的生物合成减少。此外给切除肝脏的小鼠喂饲 ZT，也观察到胆固醇的生物合成减少[174]。Goyal 等[175]研究发现生姜甲醇和乙酸乙酯混合提取物对由过量金硫代葡萄糖诱导小鼠产生高血糖、高血脂、高血胰岛素和体重增加动物模型的上述各项指标均具有明显的抑制作用。Bianoa Fuhrman[176]报道，250μg 生姜汁放入 1L1.1% 的乙醇给敲除 apoE 基因的小鼠饮用 10 周，可使血清中总胆固醇、甘油三酯、低密度脂蛋白减少，主动脉粥样硬化程度减轻，LDL 的氧化亦减少。武彩霞等[177]研究了生姜有效部位（成分为姜辣素及挥发油）对高脂血症大鼠血浆血栓素 A_2、前列环素和脂质过氧化的影响，并对其影响血管内皮功能的可能机制进行了分析，发现生姜有效部位能显著升高高脂血症大鼠血清超氧化物歧化酶活性及抗活性氧活力，降低血清中丙二醛含量，降低血浆 TXA_2/PGI_2 水平。表明生姜有效部位具有抗脂质过氧化作用，并能改善血浆血栓素 A_2 与前列环素的平衡，有利于保护血管内皮功能，防止动脉粥样硬化的发生和发展。

3. 强心作用　生姜醇提物对麻醉猫血管运动中枢及呼吸中枢有兴奋作用，也可直接兴奋心脏，并且扩张血管，促进血液循环[178]。有人从生姜中提取分离得到 3 种姜醇，并对 3 种姜醇的强心活性进行了对比，结果表明，对雄性小鼠腹腔注射 3 种姜醇的 LD_{50} 均大于 100mg/kg。对麻醉开胸狗的心脏注射 6-姜醇 1mg/kg，能使心脏收缩力增加 30%，作用持续时间为 4 分钟；若注射相同剂量的 8-姜醇，则心脏收缩力增加 50%，持续时间为 30 分钟；如改用 10-姜醇，并将剂量减少到 0.3mg/kg，则心脏收缩力增加 30%，持续时间为 10 分钟[179]。离体实验显示，姜酚对离体大鼠心房有正性肌力和变时作用。8-姜酚在 $3 \times 10^{-6} \sim 3 \times 10^{-5}$mol/L 浓度时，能激活心肌肌浆网 Ca^{2+} - ATP 酶活性，促进心肌肌浆网摄取 Ca^{2+}；3×10^{-6}mol/L 浓度时，可增加离体豚鼠心房细胞的纵向收缩幅度和频率[180]。用兔骨骼肌和狗心肌制备心肌肌浆网片段，使用钙电极直接测定囊内 Ca^{2+} 浓度，结果显示，姜酚（3~30μmol/L）能增加心肌肌浆网 Ca^{2+} - ATP 酶活性（$EC_{50} = 4\mu$mol/L），加速心肌肌浆网钙泵活动速率，并呈剂量依赖关系，如用生理盐水将 $30\mu mol/L$ 的姜酚稀释一百倍则激活 Ca^{2+} - ATP 酶活性作用消失。 $30\mu mol/L$ 的姜酚能显著增加心肌肌浆网片段对钙的摄取，而对钙的流出无影响。此外还发现，姜酚对肌膜 Ca^{2+} - ATP 酶、肌球蛋白 Ca^{2+} - ATP 酶、肌动蛋白激活的肌球蛋白 Ca^{2+} - ATP 酶、cAMP - 磷酸二酯酶活性无影响，提示姜酚仅对心肌肌浆网 Ca^{2+} - ATP 酶起作用，可用做研究心肌肌浆网钙泵调节机制及心肌肌浆网钙泵活性与肌肉收缩性之间相互作用的一种工具药[181]。

4. 调节血压作用　日本学者[182~184]对姜酚、姜酮进行了大量研究，发现姜酚、姜醇对血压的影响呈多相反应。开始血压迅速下降、继而升高，后期又出现降压作用。姜酚的降压作用可被阿托品、迷走切除、脊髓毁坏所阻断；姜酚的升压作用不受 α - 受体阻滞剂、Ca^{2+} 颉颃剂、神经节阻断剂的影响。进一步研究发现，姜酚、姜醇可抑制去甲肾上腺素和 $PGF_{2\alpha}$ 引起的小鼠肠系膜静脉收缩反应。还可明显抑制人甲肟前列腺素 D_2、血栓素 A_2、U - 4669、血三烯 C_4、血三烯 D_4、PhE 引起的小鼠肠系膜静脉收缩反应和大鼠主动脉的收缩反应。认为姜酚、姜醇可能通过神经末梢释放某些活性物质引起外周血管作用。

近年来研究发现[185~186]姜水提物有降压作用，此作用是通过兴奋 M 受体与阻滞钙通道双重途径实现，但水提物中何种成分引起降压作用尚不明了。关于生姜调节血压的详细作用机制仍有待进一步研究。

5. 抗脑缺血及缺血再灌注损伤作用　宋学英等[187~188]报道生姜醇提物能增加小鼠的耐缺氧时间，且随剂量增大作用增强。并在上述基础上研究了对急性缺氧小鼠的保护作用，发现生姜乙醇提取物能够有效地提高缺氧昆明小鼠肝组织及心肌细胞 CAT 活性，降低脑及肝组织细胞中丙二醛的质量摩尔浓度，从而可以减少过氧化造成的细胞膜损伤，对急性缺氧小鼠的心、脑及肝细胞具有一定的保护作用。何丽娅等[189]研究了生姜对缺血性脑损伤时过氧化氢酶、Ca^{2+} - ATPase 活性及乳酸含量的影响，结果表明生姜能有效地保护过氧化氢酶和 Ca^{2+} - ATPase 的活性，能明显降低乳酸的含量，亦可使过氧化氢酶和 Ca^{2+} - ATPase 与乳酸比值呈显著性升高，提示生姜能保护缺血再灌注大脑损伤。李荣等[190]研究生姜对局灶性脑缺血模型大鼠的影响，结果表明：生姜汁能明显改善局灶性脑缺血模型大鼠神经病学症状，延长被动性条件反射潜伏期及减少错误次数，提高记忆能力，显著缩小脑梗死面积。

6. 抗氧化及保护心肌作用　姜酚具有显著的抗氧化作用，能明显提高生物体内超氧化物歧化酶、谷胱甘肽过氧化酶、过氧化氢酶的活性，清除羟基自由基和超氧自由基，降低组织中脂质过氧化物，其效果与维生素 C 相当[191]。研究发现[192]姜酚类化合物的抗氧化活性、自由基阻断和自由基清除与结构中的脂肪链部分有关，特别是对 2，2'－1－偶氮二（2－脒基丙基）盐酸盐诱导的微粒体抗氧化活性与脂肪链的长度有关，同时还和化合物与底物的亲合力有关。

谢恬等[193]运用心肌细胞缺氧缺糖性损伤模型，观察含不同剂量干姜的大鼠血清对培养乳鼠心肌细胞缺氧缺糖损伤的保护作用。结果 3 个剂量血清组的乳酸脱氢酶含量与模型组比较均明显下降，提示干姜有保护心肌细胞的功效，但对于姜酚是否对心肌缺血模型动物的缺血心肌有保护作用需进一步研究。

（二）对消化系统的作用

1. 保肝利胆作用　生姜油对四氯化碳致大鼠肝损害有明显降低血清谷丙转氨酶的作用，并对四氯化碳致小鼠肝损害有预防作用[194~195]。但对四氯化碳和对乙酰氨基酚引起的急性肝损伤的保护作用的安全范围较小，沈洪等[196]将生姜油进一步用硅胶柱层析分离，按极性的不同得到 A、B 和 C 3 个部位，并通过对急性肝损伤保护作用的比较，筛选生姜油保肝作用的安全有效部位。结果以 A 部位的萜烯类保肝效果最好，毒性最小，认为可能是生姜油中的保肝有效部位，其作用机制与抗氧化、清除自由基有关。

生姜丙酮提取液在犬鼠十二指肠给药后 3 小时胆汁分泌显著增加而水提液无任何显著作用，表明具利胆作用的生姜丙酮提取物中主要含挥发油和辛辣味成分。经进一步分离证明主要有效成分为 6－姜酚和 10－姜酚，其中 6－姜酚的作用更强[197]。

2. 抗溃疡作用　大鼠口服 10% 生姜煎剂后，可明显保护经 0.6mol/L 盐酸灌胃和束缚水浸所产生的胃黏膜损伤。其保护机制可能与生姜刺激胃黏膜合成和释放具有细胞保护作用的内源性 PG 有关[198]。生姜抗盐酸－乙醇性溃疡作用研究[199]表明，经口服给予生姜丙酮提取物 1000mg/kg 能明显抑制胃黏膜损伤，抑制率为 97.5%，进一步将生姜丙酮提取物经硅胶柱层析分离得到姜烯，口服给予姜烯 25mg/kg、50mg/kg，明显抑制胃黏膜损伤，抑制率分别为 80.3%、98.7%。

3. 止呕作用　生姜的止吐作用与其调整胃肠功能，抑制胃运动过速有关[200]。张来银[201]研究了生姜丙酮提取物对大鼠的止呕作用。分别给予不同剂量的顺铂、阿扑吗啡及接受旋转刺激，建立大鼠异嗜高岭土的 3 种呕吐模型，然后观察生姜丙酮提取物对大鼠的止呕作用，结果表明，生姜丙酮提取物在大鼠异嗜呕吐模型上具有止呕作用，其机制可能与 P 物质、5 – 羟色胺及抑制呕吐中枢有关。

对非健康混血狗静脉注射 3mg/kg 顺铂再给予生姜的丙酮、50% 乙醇和水的提取物，可观察到丙酮和乙醇提取物有明显的止吐效应，但效果不如 5 – 羟色胺 3 受体颉颃剂—格雷西隆，而水提取物则对顺铂所致的呕吐无效。另外，无论哪一种提取物都不能颉颃去水吗啡所致的呕吐。该结果提示生姜可作为化疗时有效而价廉的止吐剂[202]。

在泰国[203]，妇产科则把生姜作为妇科门诊病人腹腔镜检查术后预防恶心呕吐用药。另据报道[204]，美国妇产科医师学会把服用生姜列为治疗孕妇恶心呕吐的主要处理措施之一。实验证明[205]，生姜对妊娠呕吐症状防治效果明显。有人采用双盲随机对照实验，对产前 17 个星期有恶心呕吐症状的临床孕妇进行研究。孕妇被分为 A、B 两组，A 组每天服用 1g 生姜，B 组则服用等量的安慰剂，先进行 4 天，然后在接下来的 7 天里开始跟踪观察，并记录数据，结果显示，生姜组中 28/32 的孕妇症状得到缓减；安慰剂组中，10/35 的孕妇症状得到缓减，并且生姜组中没检查出有副作用。李红[206]对生姜外敷内关穴防治妊娠呕吐进行了研究，亦取得较好效果。同时生姜在防治妇产科产前腹腔镜检手术后的恶心呕吐中亦有明显疗效。

生姜在防治运动病方面也有不错的作用[207]。如晕车、晕船、晕机、晕飞船等。为了探索生姜抗运动病的可能性，Mowrey 在前庭实验室，对 18 ~ 20 岁的健康男女大学生意愿受试者进行了生姜粉 940mg、晕海宁 100mg 与安慰剂对运动病症状作用的比较试验，结果发现症状得分数生姜组 < 晕海宁组 < 安慰剂组。耐受旋转的时间生姜组（335.8 ± 8.25 秒）> 晕海宁组（216.2 ± 10.0 秒）> 安慰剂组（90.0 ± 12.2 秒），证明生姜粉 940mg 的抗运动病效果高于晕海宁 100mg，更高于安慰剂[208]。Holtmann 等[209]1989 年报道了生姜的抗运动病的药理机制，与常用的抗运动病药物的中枢神经作用机制有别，生姜的抗运动病作用是直接对胃肠系统发生影响，可能是增强胃肠动力，阻止胃肠反应和恶心的神经反馈。

（三）抗氧化、抗炎、抑菌作用

1. 抗氧化作用　生姜抗氧化作用的应用已有悠久的历史，我国古代就用包括生姜在内的香辛料来腌渍保鲜鱼肉、猪肉等食品。对生姜抗氧化作用的科学研究，则是从 20 世纪才开始，70 年代 Himsue 等[210]发现生姜具有很强的抗氧化作用。Suk 从生姜中分离出粗姜辣素，用于鱼油、大豆油、猪油、棕榈油等的抗氧化，发现其抗氧化效果均优于生育酚，而对猪油、棕榈油的抗氧化能力则与 2，6 - 二叔丁基 - 4 - 甲基苯酚相当，对鱼油和大豆油则略逊色于 2，6 - 二叔丁基 - 4 - 甲基苯酚[211]。Kikuzaki 等[212]在 1991 年从生姜二氯甲烷提取物的非挥发性部分分离得到 5 个姜辣素类及 13 个二苯基庚烷类化合物，用 FTC 和 TBA 检测了这些化合物的抗氧化活性，结果显示，这些化合物有比 α - 生育酚强的抗氧化活性。

鲜姜的提取物有清除阴氧离子自由基的作用[213]，可缓解氧自由基诱发的氨基多糖解聚反应，有利于维护结缔组织、骨关节的生理功能，可控制某些炎症的发展。刘金玲等[214]探讨了鲜姜提取液的抗氧化作用，发现对四氯化碳导致的小鼠肝超氧化物歧化酶活力下降有明显回升作用，并能抑制四氯化碳造成的脂质过氧化作用，降低肝脏中过氧化脂含量，进一步证实了鲜姜提取液的抗氧化作用。

王桥等[215]的实验表明：生姜石油醚提取物 (1.0，2.0，3.0，4.0，5.0，6.0g/L) 抑制 O_2^- 对红细胞的氧化，对红细胞有保护作用；对 O_2^- 氧化红细胞的程度和速度均有抑制作用；能保护红细胞的膜蛋白免受 H_2O_2 的氧化；对 Fenton 反应产生的 - OH 有很强的清除抑制作用，2.0g/L 时清除率和抑制率可达 90% 以上；对 Fe^{2+} - 半胱氨酸诱导小鼠肝微粒体过氧化脂产生丙二醛有一定的抑制作用，且随浓度增大，抑制作用亦增强，产生抑制作用的最低有效浓度为 4.0g/L。在 4 种氧自由基产生体系中，生姜石油醚提取物都有十分显著的抑制氧化、清除自由基的作用，可以成为一种高效的氧自由基清除剂。

生姜甲醇和无水乙醇提取物对猪油和花生油具有抗氧化作用，且优于二丁基羟基甲苯及硫代二丙酸二月桂酯[216]。其 75% 乙醇提取物的抗氧化活性优于水提物和乙酸乙酯提取物，明显优于常用的抗氧化剂维生素 E[217]。而从生姜的甲醇提取物中分离出的一种环状二苯基庚烷类化合物能显著抑制 H_2O_2 致人红细胞溶血作用；可明显颉颃由维生素 C/Fe^{2+} 所激发的肝匀浆的脂质过氧化，抑制小鼠肝组织脂质过氧化物丙二醛的产生[218]。生姜乙醇提取物腹腔给药能调节高脂血症大鼠脂质过氧化，降低体内过氧化物[219]，抑制低密度脂蛋白氧化[220]，显著提高高脂血症大鼠血清抗活性氧活力，降低丙二醛含量，减轻氧自由基和脂质过氧化物对血管内皮的损伤[221]。体外细胞培养发现，6 - 姜酚可明显抑制由脂多糖激活的 J774 吞噬细胞诱生型一氧化氮合酶活性，减少一氧化氮的产生，减轻过氧化氮所造成的组织损伤[222]。

2. 抗炎、抑菌作用　体外抑菌试验结果表明，生姜甲醇提取物

（主要成分为姜酚）对幽门螺旋杆菌 19 种菌株均具有明显的抑制作用[223~224]。生姜的水浸出剂对伤寒杆菌、霍乱弧菌堇色癣菌及阴道滴虫均有不同程度的抑杀作用[225]。生姜乙醇提取物则对呼吸道常见致病菌和皮肤癣菌－红色毛癣菌、犬小孢子菌、须癣毛癣菌、絮状表皮癣菌具有明显的抑制和杀灭作用[226~227]，对金黄色葡萄球菌、白色葡萄球菌、伤寒杆菌、宋内痢疾杆菌、绿脓杆菌也有显著抑制作用。与乙肝表面抗原作用 1~3 小时可使乙肝表面抗原的 P/N 值显著下降[228]。腹腔注射生姜乙醇提取物能明显抑制角叉菜胶所致的大鼠足肿和 5－羟色胺所致的皮肤水肿，但对 P 物质引起的肿胀无明显影响[229]。余珍等[230]亦报道生姜挥发油的单萜醛类中，紫苏醛、橙花醛和香味醛具有很强的抗真菌活性。

（四）抗肿瘤作用

姜和其他姜科植物的一些辛辣成分有抗肿瘤作用[231]。Katiyar 等[232]的研究显示，生姜的乙醇提取物具有抑制小鼠皮肤肿瘤发生的作用，并对其保护机制进行了研究，发现生姜的乙醇提取物的抗肿瘤作用与抑制肿瘤促进因子诱导的小鼠皮肤细胞、生化、分子的变化有关。生姜醇提取物对昆明种小鼠移植性肉瘤 S_{180}、艾氏腹水癌实体生长具有明显的抑制作用[233]。Unnikrishnan 等[234]报道生姜醇提物可明显抑制 Dattons 淋巴腹水瘤细胞和人淋巴细胞生长，显著抑制中国大鼠卵巢细胞和 Vero 细胞生长，并明显抑制 DNA 对胸腺嘧啶核苷酸的摄取，推测其抗肿瘤作用可能是细胞毒作用。

另有实验表明[235]，姜的主要辛辣成分 6－姜醇有明显的抗肿瘤活性。该成分可明显抑制 7，12－双苯蒽引起的雌性 ICR 小鼠的表皮乳头状瘤生成，也能抑制佛波醇酯诱发的炎症。

（五）抗过敏作用

生姜油能明显抑制豚鼠过敏性支气管痉挛，对卵白蛋白所致的豚鼠回肠过敏性收缩有抑制作用，也能抑制组胺、乙酰胆碱所致的豚鼠回肠收缩作用，且具剂量依赖性[236]。

四、桂枝

（一）解热、镇痛作用

现代药理学研究证实，桂枝具有明显的镇痛解痉作用，因能作用于大脑感觉中枢，提高痛阈而具有镇痛效果。桂枝所含挥发油，其主要成分是桂皮醛，有解热降温发汗之功。

陈红等[237]在研究桂枝汤及方中各单味药对体温的双向调节作用时发现桂枝能降低酵母所致发热大鼠体温，同时对于复方氨林巴妥所致低温大鼠体温有促进体温回升作用。

马悦颖等[238]采用酵母诱导大鼠发热模型和白细胞介素 – 1β 刺激小鼠脑微血管内皮细胞作为试验体系，采用酶联免疫法测定致热大鼠下丘脑组织及 bEnd.3 细胞上清液中前列腺素 E_2 含量。结果显示桂皮醛具有明显的解热作用，其解热机制可能与影响前列腺素 E_2 含量有关。另外，他们[239]还发现桂皮醛能明显提高热板痛阈和抑制醋酸所致扭体反应，提示桂皮醛具有镇痛作用。

姜楠等[240]采用双向凝胶电泳技术和计算机辅助图像分析方法对蛋白质进行分离，以模型组作为参考胶进行匹配，结果发现口服给予桂皮醛后对发热大鼠有解热作用，双向电泳图像分析显示桂皮醛组与模型组匹配率为 86%，多个蛋白质点表达量有不同程度的改变，结果桂皮醛对酵母致热大鼠有解热作用，其差异表达的蛋白质点可能参与了解热过程。

刘林亚[241]对比了桂枝和肉桂的解热作用，结果表明二者水煎液对酵母致热大鼠均有解热作用，且解热作用强度无显著性差异。

（二）抗炎抑菌

徐世军等[242]研究发现桂枝挥发油对急性、慢性和免疫损伤性炎症均有显著的颉颃作用，并指出其作用与抑制花生四烯酸代谢等有关。在此基础上，他们[243]又开展了桂枝挥发油对核因子 κB 信号通路影响的研究，通过制作脂多糖诱导的大鼠急性肺损伤模型并经桂枝挥发油治疗后，采用酶联免疫法检测肺组织细胞核蛋白 NF – κB P65 含量和肺组织溶浆中磷酸化 IκB – α、IL – 1β 的含量。结果显示正常大鼠肺组织中 NF – κB P65、磷酸化 IκB – α 和 IL – 1β 仅有微量表达，脂多糖尾静脉注射后 6 小时其表达均显著增高；桂枝挥发油高、中、低剂量组 NF – κB P65、磷酸化 IκB – α 和 IL – 1β 的含量均较模型组显著降低。表明桂枝挥发油对急性肺损伤时高度活化的核因子 κB 信号通路有显著的抑制或颉颃作用，提示核因子 κB 信号通路是桂枝挥发油抗炎作用的主要靶点之一。在对二甲苯致耳廓肿胀模型中，发现桂枝挥发油高、中、低剂量组均能明显的抑制二甲苯所致小鼠的耳廓肿胀作用（$P < 0.05$）；且各剂量组之间无统计学差异（$P > 0.05$）。桂枝挥发油高、中剂量组均能显著性抑制大鼠角叉菜胶性足肿胀的作用（$P < 0.05$）[244]。赵美林等[245]通过大鼠双侧耳廓二甲苯致炎建立肿胀模型，进行桂皮醛对肿胀抑制的体外抗炎活性实验，观察比较大鼠双侧耳廓肿胀抑制厚度以及肿胀抑制率。结果表明，24 小时、48 小时后桂皮醛对大鼠耳廓的肿胀抑制率分别为 73.77%、68.42%。同时在桂皮醛的体外抗菌活性实验中确定了桂皮醛对牙龈卟啉单胞菌及 F. nucleatum 的最低抑菌浓度和最低杀菌浓度均为 32μg/mL，对黏性放线菌和 S. mutans 的抑菌浓度分别是 64μg/mL 和 128μg/mL，并且几种细菌的抑菌浓度和杀菌浓度相同或相近，说明桂皮醛对所选菌株不但有抑制作用，还有杀灭作用。

刘红英[246]探讨了桂皮醛对根尖周组织炎症的影响，经病理检查结果发现：桂皮醛和甲醛甲酚组根尖周组织炎症显著减轻（$P < 0.05$），生理盐水组无明显变化（$P > 0.05$）。表明桂皮醛能有效地减轻根尖周组织炎症。

韩爱霞等[247]用 K-B 纸片扩散法探讨了桂枝浸出液滤纸片对金黄色葡萄球菌、白色葡萄球菌、绿脓杆菌、变形杆菌、甲型链球菌、乙型链球菌的抑菌作用。结果表明桂枝对以上细菌均有明显抑菌作用。

王世仪等[248]将 50 例牙髓病、根尖周病患者随机分为桂皮醛消毒根管组及甲醛甲酚合剂常规对照组，观察临床疗效，并从中随机各选 10 例观察根管消毒前后细菌总数（需氧菌、厌氧菌）的变化。结果两组药物消毒根管的效果差异无显著性（$P > 0.05$），封药后细菌总数明显少于封药前，结果显示桂皮醛体内抑菌作用与甲醛甲酚合剂相似，提示桂皮醛可用作感染根管的消毒。

Kwon 等[249]发现桂皮醛有杀灭蜡质芽胞杆菌的作用，认为其杀菌效果可能与抑制蜡质芽胞杆菌细胞分离有关。Kim 等[250]的研究表明桂皮醛在极小浓度时即能使大肠杆菌 O157：H7 失活，扫描电子显微镜观察显示桂皮醛可严重破坏细菌细胞表面结构。提示桂皮醛具有较强的抗大肠杆菌效果。陈思东等[251]分别用研磨、水煮、酒精提取以及蒸馏四种不同方法提取桂枝的有效成分进行杀灭大肠杆菌的试验，结果表明酒精提取的酊剂和蒸馏液效果最好。同时为了进一步了解桂枝杀灭其他细菌的作用，取其蒸馏液进行消毒实验，结果表明：以其含 60.0% 原液的水溶液对大肠杆菌作用 1 分钟，杀灭率达 99.99%，作用 5 分钟杀灭率即可达 100%；以其含 40.0% 原液的水溶液对金黄色葡萄球菌作用 3 分钟，杀灭率达 99.99%，以其含 60.0% 原液的水溶液作用 5 分钟，杀灭率可达 100%；以其含 40.0% 原液的水溶液对白色念珠菌作用 5 分钟，杀灭率达 99.99%，作用 7 分钟，杀灭率可达 100%；以其含 20%

原液的水溶液对枯草芽孢杆菌作用 1 小时，杀灭率为 53.93%。证明桂枝蒸馏液有良好的杀菌作用。

罗东辉等[252]通过桂皮醛对糠秕孢子菌不同作用时间的连续电镜观察显示，药物作用 36 小时后孢体大多破坏，内容物消失，形成了带芽痕的变形空壳，表面结构改变而形成纵嵴，且见芽孢壁破裂呈空壳状，结果显示桂皮醛有明显的抗真菌活性。谢小梅等[253]研究了桂皮醛抗真菌的作用机制，认为是通过直接或间接影响真菌细胞遗传物质的正常合成，以至不能完成正常细胞周期，从而影响分生孢子梗的正常分化，实现抑制真菌生长、繁殖的作用。

（三）抗病毒作用

丁媛媛等[254]探讨桂皮醛对柯萨奇病毒 B3 诱发的小鼠病毒性心肌炎作用及其机制。结果与模型组比较，桂皮醛 28.1mg/kg，37.5 mg/kg 治疗组小鼠死亡率显著降低（均 $P < 0.01$），中位生存时间延长，感染第 7 天心肌病毒滴度降低，血清肌酸激酶、肌酸激酶同工酶、乳酸脱氢酶释放减少（均 $P < 0.05$）。血清一氧化氮含量明显降低（$P < 0.01$），感染第 14 天心肌氧化氮合酶、NF-κB 表达（$P < 0.05$）与病理评分均明显改善。表明桂皮醛有治疗柯萨奇病毒 B_3 诱发的小鼠病毒性心肌炎作用，其作用机制可能与抑制 NF-κB 与 iNOS 表达相关。

（四）镇痛作用

唐伟军等[255]采用热板法和扭体法观察桂枝醇提物的镇痛作用。结果表明桂枝对小鼠热致痛和醋酸致痛均有明显的抗痛作用，与颅痛定镇痛效果比较均无显著差异（$P > 0.05$）。

（五）降压作用

徐明等[256]观察了不同浓度桂皮醛静脉连续给药后对麻醉大鼠心率、血压、左室收缩压、左室舒张压、左室最大压力变化速率（±dp/dtmax）等血流动力学指标的影响，结果桂皮醛在 120～360mg/kg 剂量范围内呈剂量依赖性地降低血压、左室收缩压和左室最大压力变化速率，且在 360mg/kg 时桂皮醛对麻醉大鼠的心率也有显著的抑制作用，离体血管灌流试验显示桂皮醛在 0.015～15mmol/L 浓度范围内可呈剂量依赖性地舒张大鼠的胸主动脉，表明桂皮醛对麻醉大鼠具有显著的降血压作用，其降压机制可能与其对心肌的负性变时、变力效应和舒张血管作用有关。

（六）抗血小板聚集作用

黄敬群等[257]研究发现，桂皮醛在体外能够明显抑制胶原蛋白和凝血酶诱导的大鼠血浆中血小板的聚集，在体内能够显著延长小鼠断尾后的出、凝血时间，减轻大鼠动－静脉旁路丝线上血栓的质量，说明桂皮醛具有明显抗血小板聚集和体内抗血栓作用。认为其机制可能与抑制血栓烷素 A 形成，进而抑制血小板聚集有关[258]。

（七）抗过敏作用

聂奇森等[259]通过对桂枝 70% 乙醇溶液提取后经不同有机溶剂萃取及大孔树脂 HP－20、聚酰胺和 Sephadex LH－20 对样品进行纯化，以透明质酸酶抑制率为指标对各组分抗过敏活性进行跟踪，确定了抗过敏活性最强的组分，并通过薄层层析、显色反应和光谱鉴定对抗过敏活性最强的组分定性。桂枝大孔树脂 40% 乙醇洗脱部分的酶抑制率为 62.3%，过聚酰胺 40% 丙酮洗脱部分酶抑制率达到 73%，过凝胶甲醇洗脱后，活性成分酶抑制率最高达 93%。最终认定桂枝中强抗过敏组分为缩合类单宁。

（八）镇静作用

徐淑梅等[260]探讨了桂枝对癫痫模型海马脑片诱发场电位的影响。以毛果芸碱致痫大鼠为实验对象，用细胞外玻璃微电极记录方法，观察桂枝水提液对癫痫模型离体海马脑片 CA1 区锥体细胞诱发群峰电位的影响。结果表明桂枝提取液使致痫大鼠海马脑片 PS 幅度平均降低 28.73%，平均 16.8 分钟恢复。提示桂枝对中枢神经系统的突触传递过程有明显的抑制效应。

（九）抗肿瘤作用

桂皮醛具有良好的体内、体外抗肿瘤效果，其对体外培养的人皮肤黑色素瘤（A375）、乳腺癌（SKBr－2HL）、食管癌（Eca－109）、宫颈癌（HeLa）、肾癌（GRC－1）、肝细胞瘤（HCC－9724）细胞的增殖具有良好的抑制作用，在适当剂量范围内可以保护和恢复荷瘤小鼠的免疫功能；桂皮醛能有效对抗小鼠 S_{180} 实体瘤，在对人肿瘤细胞发挥细胞毒作用的同时，也诱导其发生细胞凋亡[261]。另外采用 MTT 法观察了桂皮醛对人癌细胞体外增殖的抑制作用[262]，以不同浓度桂皮醛对胃癌肿瘤移植模型裸鼠腹腔注射并与卡铂治疗对比，观察移植瘤的瘤重及瘤重抑制率，应用流式细胞技术检测各组裸鼠移植瘤细胞周期时相和凋亡率，通过透射电镜观察肿瘤组织细胞凋亡情况。结果表明，桂皮醛体内抗肿瘤作用明显，其机制与抑制肿瘤细胞增殖、诱导细胞凋亡有关。

桂皮醛能捕捉细胞中硫氢基包含的氨基酸，从而阻滞蛋白质的合成，抑制 L1210 小鼠白血病细胞的生长[263]。采用活性氧种类测定和线粒体膜电位（$\Delta\psi m$）等细胞凋亡分析评价试验，发现在人早幼粒白血病 HL-60 细胞中，桂皮醛是一个有效的细胞凋亡诱发因子，而且它经由 ROS 生成传感凋亡信号。因此，诱导线粒体渗透性转换和细胞色素 C 释放到细胞溶质中。故桂皮醛能够诱导活性氧种类介导的线粒体渗透性的转换及释放组合细胞色素 C。但是，抗氧化剂 N-乙酰半胱氨酸与桂皮醛合用后却能明显阻滞细胞中 ROS 生成、线粒体的转换及随后的细胞凋亡或死亡[264]。

（十）其他药理作用

吴艳等[265]研究了中药桂枝对小鼠黑素细胞系 Mel-3 黑素生成、酪氨酸酶活性及基因表达的影响，结果发现 $10\mu g/mL$ 浓度的桂枝提取物在细胞培养水平对黑素生成有明显地抑制作用，强于 $20\mu g/mL$ 浓度的熊果苷。桂枝可以抑制酪氨酸酶 mRNA 表达；减少这种限速酶的蛋白产量，在细胞量相同的情况下，桂枝明显抑制酪氨酸酶的氧化活性。提示中药桂枝有很强的抑制黑素产生的作用，其作用是通过抑制酪氨酸酶的基因表达、蛋白合成和氧化活性这三方面来实现。

洪寅等[266]观察了桂枝挥发油水溶液及去挥发油水煎液对丙酸睾丸素致小鼠良性前列腺增生的影响。结果发现桂枝水煎剂可明显降低良性前列腺增生模型小鼠的前列腺湿重与前列腺指数（$P<0.01$），改善小鼠前列腺病理组织学变化。提示桂枝水煎液有抑制小鼠良性前列腺增生作用。

赵京霞等[267]研究发现，桂皮醛作用 NIH3T3 细胞 48 小时后，细胞增殖速度较对照组明显增加，增殖率为 15%（$P<0.01$）；流式细胞仪检测结果显示，桂皮醛作用 24 小时后 NIH3T3 细胞 S 期比例上升了 3%（$P<0.05$），G2/M 期比例无明显升高，细胞增殖指数（PrI）增加了 3.5%（$P<0.01$）。说明桂皮醛可促进 NIH3T3 细胞的增殖，这种促增殖作用可能是通过调节细胞周期使更多细胞进入 S 期来实现的。

此外，桂皮醛还有抗突变[268]及肾上腺素样作用。

五、白芍

白芍的主要化学成分为萜类、苷类以及少量的黄酮类[269]和挥发油[270]类物质。其主要生物活性物质是白芍总苷。白芍总苷由芍药苷、芍药花苷、氧化芍苷组成。

(一) 对免疫系统的作用

梁曼若等[271]的研究发现白芍水煎剂对巨噬细胞功能具有明显的促进作用。50% 白芍水煎剂给小鼠灌胃饲喂 0.8mL/(只·天),连续5 天,小鼠腹腔巨噬细胞的吞噬百分率和吞噬指数均较对照组有明显提高。张春红等[272]采用鸡红血球致敏法对比了白芍颗粒与白芍煎剂对免疫功能的影响,结果表明白芍颗粒与白芍煎剂均能增加小鼠吞噬细胞的吞噬指数及吞噬活性,$P < 0.05 \sim 0.01$,但二者之间没有显著性差异。白芍提取物可抑制小鼠体重减轻,并能显著降低尿蛋白的含量($P < 0.01$),白芍提取物 10g/kg 组还能明显降低血液中血尿素氮的含量($P < 0.05$) 提示对小鼠 IgA 肾炎的治疗作用[273]。

白芍总苷能使类风湿关节炎患者低下的 PHA - P 致分裂素反应与IL-2 产生能力恢复正常,并能显著降低风湿性关节炎患者增高的淋巴细胞 IL - 2R 的密度[274]。白芍总苷可使佐剂性关节炎大鼠腹腔 Mφ 升高的 NO 和肿瘤坏死因子产生降低或恢复[275]。徐萍等[276]的研究表明 TGP能够抑制 RA 患者外周血单个核细胞中趋化因子配体 3、趋化因子配体5 的产生,这可能是其治疗类风湿关节炎的机制之一。白芍总苷浓度分别在 2.5μg/mL 和 12.5μg/mL 时对风湿性关节炎和骨关节炎抑制作用最强,而在其高浓度时反而对细胞增殖有促进作用,白芍总苷对风湿性关节炎的抑制率显著高于其对骨关节炎的抑制。12.5μg/mL 的白芍总苷对风湿性关节炎滑膜细胞分泌 IL-1 的水平有显著性的抑制作用,但对骨关节炎滑膜细胞无明显抑制作用。提示白芍总苷通过调节细胞增殖和细胞因子分泌而起到对类风湿关节炎的治疗作用。白芍总苷单独或与甲胺喋呤联合作用可显著抑制兔佐剂性关节炎滑膜细胞的增殖[277]。

体外实验表明[278],白芍总苷 5mg/(kg·d) 腹腔注射 5~8 天对环磷酰胺诱导的小鼠迟发型超敏反应性增高或降低呈反向调节作用,也可颉颃环磷酰胺诱导的小鼠溶血素生成量下降。提示白芍总苷双向免疫调节作用既与其促进辅助 T 细胞 (Th 细胞) 的诱导,使 Th/Ts 细胞比值增高有关,又与其促进抑制性 T 细胞 (Ts 细胞) 的诱导,使 Th/Ts 细胞比值降低有关。但白芍总苷如何使 Th/Ts 细胞比值发生变化,有待深入研究。

周辉等[279]以血浆皮质酮、促肾上腺皮质激素和 β - 内啡肽含量为指标，观察了白芍总苷对不同状态（正常或不同应激）的大鼠下丘脑 - 垂体 - 肾上腺轴及其免疫功能的调节作用。结果表明，白芍总苷对正常大鼠的下丘脑 - 垂体 - 肾上腺轴呈现小剂量（12.5~50.0mg/kg）兴奋（血浆 CS 含量升高）和大剂量（100~200 mg/kg）抑制（血浆 CS 含量降低）的剂量依赖性调节作用。白芍总苷可兴奋轻度应激（20℃水游泳）大鼠的下丘脑 - 垂体 - 肾上腺轴和抑制重度应激（4℃水游泳或 24 小时束缚）大鼠的下丘脑 - 垂体 - 肾上腺轴，使过高的血浆皮质酮、促肾上腺皮质激素和 β - 内啡肽含量降低。提示白芍总苷对应激大鼠下丘脑 - 垂体 - 肾上腺轴呈现轴功能依赖性的调节作用。此外，白芍总苷在降低束缚应激大鼠血浆皮质酮、促肾上腺皮质激素和 β - 内啡肽水平的同时，上调受抑大鼠脾淋巴细胞 ConA 增殖反应和腹腔 $M\varphi$ 甲释放 H_2O_2。认为白芍总苷的免疫调节作用可能与其调节下丘脑 - 垂体 - 肾上腺轴的功能有关。

孙岩等[280]依据白芍总苷具有抗炎作用，可作为免疫调节剂，用于治疗类风湿关节炎等自身免疫性疾病，探讨了白芍总苷辅助抑制心脏移植急性排斥反应和白细胞介素产生的作用，结果表明，白芍总苷与他克莫司联用可产生协同作用，抑制白细胞介素 - 2 的产生，但单独应用白芍总苷尽管可降低术后第 7 天受者白细胞介素 - 2 的水平，但不能很好地抑制排斥反应。于慧敏等[281]观察了白芍总苷与对乙酰氨基酚联合应用对膝骨关节炎患者血清一氧化氮和白细胞介素 - 1β 水平的影响，结果发现白芍总苷能有效辅助改善膝骨关节炎患者的临床表现，降低一氧化氮和白细胞介素 - 1β 的水平。

周玲玲等[282]报道了一定剂量的白芍总苷对小鼠系统性红斑狼疮样改变具有一定的保护作用。此后有人采用临床 SLE 常规方法治疗基础上加用白芍总苷治疗系统性红斑狼疮患者（1.8g/天），结果也证实了加用白芍总苷治疗能更有效的下调系统性红斑狼疮患者白细胞介素 - 8、肿瘤坏死因子 - α 和 INF - α 表达水平，对系统性红斑狼疮患者起保护性作用[283]。

关于白芍总苷调节免疫功能的机制，目前也已开展了较为广泛的研究。王兴旺等[284]用单克隆抗体间接免疫荧光法观察白芍总苷调节小鼠免疫功能的部分机制，认为白芍总苷对小鼠免疫功能的调节作用与其调节 Th/Ts 细胞比值有关。白芍总苷的免疫调节作用与其调节 HPAA 的功能有关[285]。

有研究表明白芍总苷对自由基有清除作用[286]，另外白芍总苷的抗关节炎作用与其降低脂质过氧化、恢复抗氧化酶活性、抑制 B 细胞分化和腹腔巨噬细胞分泌功能有关[287~288]。

关节滑膜细胞是白芍总苷发挥作用的主要靶细胞之一。风湿性关节炎的发病机制尚不清楚，目前的研究主要集中于滑膜细胞的增生机制上，Firestein 等[289]认为，引起风湿性关节炎关节滑膜组织过度增生的基本原因可能是由于滑膜细胞凋亡机制障碍所导致的滑膜组织内细胞的增殖和死亡之间的平衡失调而引起。白芍总苷能抑制胶原诱导型关节炎大鼠关节破坏，这种治疗作用是通过白芍总苷抑制滑膜成纤维细胞的增殖及细胞分泌因子白细胞介素 - 1、肿瘤坏死因子 - α 及前列腺素 E_2 的产生[290]。调节滑膜细胞炎性因子分泌及新陈代谢、抑制血管内皮生长因子、成纤维细胞生长因子、金属蛋白酶 1 及金属蛋白酶 3 的产生[291]。研究发现，风湿性关节炎关节滑膜组织的异常增生与其细胞凋亡的相对不足有关[292]；白芍总苷可下调胶原性关节炎滑膜组织中 Bcl - 2 表达、上调 Bax 表达及降低 Bcl - 2/Bax 的比值。对大鼠胶原性关节炎的研究也提示白芍总苷可通过抑制关节炎大鼠滑膜细胞亢进的代谢、增殖和分泌功能来发挥其治疗风湿性关节炎的作用。

体外实验表明[293~295]，白芍总苷对脂多糖诱导的小鼠 B 淋巴细胞增殖、伴刀豆球蛋白 A 诱导的 T 淋巴细胞增殖、以及植物血凝素诱导的人淋巴细胞增殖，对脂多糖、伴刀豆球蛋白 A 诱导的大鼠腹腔巨噬细胞白介素的产生、亚适浓度钙离子载体 A23189 诱导的 $PCGE_2$、酵母多糖诱导的 H_2O_2 等免疫活性物质的产生，均具浓度依赖性双向调节作用。

王文君等[296]采用 HeLa、K562 两种癌细胞株以及小鼠巨噬细胞株 J774 体外培养进行细胞增殖实验，观察了白芍苷 R1 的体外抗细胞增殖药理活性。结果表明，白芍苷 R1 对两种癌细胞株的增殖均有一定的抑制作用，对 J774 巨噬细胞增殖有较强的抑制作用。提示白芍苷 R1 可能具有一定的抗肿瘤和抗炎免疫抑制活性。王世宏等[297~298]探讨了白芍总苷对人肝癌细胞株 HepG2 及 SMMC -772 的增殖抑制作用，结果表明白芍总苷（1.0~5.0g/L）能抑制 HepG2 及 SMMC - 772 细胞生长，且呈浓度依赖性；白芍总苷（1.5g/L、2.5g/L）分别作用 72 小时后，HepG2 及 SMMC -772 细胞出现体积缩小，荧光染色增强，胞核或胞质中可见致密浓染的块状或颗粒状黄绿色荧光染色；白芍总苷（1.0g/L、1.5g/L）药物作用 72 小时后，流式细胞仪可检测到细胞凋亡现象并发现显著的 S 期阻滞，提示白芍总苷在体外能够抑制人肝癌细胞 HepG2

及 SMMC - 772 的增殖，并能诱导细胞凋亡。

蔡玉文等[299]以黄曲霉素 B_1 诱发大鼠肝癌模型，应用电镜酶细胞化学方法观察白芍总苷对癌周淋巴结淋巴细胞酶活性的影响。结果表明：实验性肝癌组癌周淋巴结淋巴细胞 Mg^{2+} - ATP 酶、G - 6 - P 酶及琥珀酸脱氢酶活性均明显下降；白芍总苷具有改善并增强癌周淋巴结淋巴细胞酶活性的作用。提示恢复淋巴结淋巴细胞酶活性是中医治疗恶性肿瘤机体免疫功能低下的药理基础之一。

韩凌等[300]研究了白芍总苷对大鼠小肠上皮细胞基因表达谱的影响，采用基因芯片技术观察给予白芍总苷前后大鼠小肠上皮细胞株 IEC - 6 基因表达谱的变化情况。结果表明，在给予白芍总苷后，大鼠 IEC - 6 细胞株共有 48 条基因表达出现明显差异。其中 9 条基因表达上调，37 条基因表达下调，分别涉及包括细胞分化发育、细胞增殖、黏附等方面的基因。提示白芍总苷可通过多种途径影响小肠上皮细胞功能。为白芍总苷治疗自身免疫性疾病提供了基因水平的依据。

石鹏[301]观察了白芍总苷对 Heymann 肾炎大鼠肾功能的影响，结果表明白芍总苷（0.3g/kg）可以降低肾炎大鼠血清肌酐、尿素氮和尿蛋白，提高血清总蛋白含量。提示白芍总苷有对抗 Heymann 肾炎大鼠的高氮质血症、蛋白尿、低蛋白血症作用。

（二）对中枢神经系统的作用

1. 镇静作用　白芍总苷肌内注射可明显抑制小鼠活动，腹腔给药能抑制小鼠电刺激反应[302]。白芍总苷对大鼠不同功能状态下的睡眠均有改善作用，能缩短大鼠醒觉时间和延长慢波睡眠的持续时间，并能使咖啡因诱导的失眠大鼠各睡眠参数恢复到接近正常水平。还可明显延长游泳大鼠慢波睡眠和异相睡眠总时间[303]。白芍总苷可延长巴比妥类药物引起的睡眠时间，该镇静作用与抑制大脑皮层有关[304~305]。

芍药苷和芍药浸膏可分别对抗戊四氮、士的宁诱发的小鼠惊厥、芍药内酯苷和没食子酰葡萄糖对戊四唑诱导的大鼠脑皮层电图功率谱变化和 Ca^+ 和 K^+ 浓度的变化[306]。张艳等[307]采用最大电休克发作法、士的宁惊厥法和戊血氮最小阈发作法，观察白芍总苷对动物惊厥的影响。结果表明，白芍总苷呈剂量依赖性对抗小鼠的最大电休克发作，白芍总苷 60~100mg/（kg·d），灌胃能对抗士的宁引起的小鼠和大鼠的惊厥。白芍总苷 40~80mg/（kg·d），灌胃对小鼠的戊血氮最小阈发作无影响。白芍总苷 40~80mg/（kg·d），灌胃对小鼠最大电休克发作的作用高峰时间在 0.5~1.5 小时之间。

2. **镇痛作用** 白芍总苷呈剂量依赖性抑制小鼠扭体、嘶叫、热板反应和延长大鼠热板反应潜伏期，作用高峰在 0.5 ~ 1 小时，并对吗啡、可乐定抑制小鼠扭体反应有协同作用，且这种抑制作用不被纳洛酮所阻断。提示其作用机制可能与白芍总苷抑制炎症局部致炎因子，如前列腺素 E_2、白三烯合成有关，而与吗啡受体无关[308]。

白芍醇提液能明显提高小鼠光热致痛的痛阈值，说明其具有良好的镇痛作用；并能延长醋酸所致小鼠扭体反应的潜伏期，减少扭体反应次数[309]。

3. **解热作用** 白芍总苷对正常小鼠体温有降温作用，对人工发热的小鼠有解热作用。白芍总苷 15 ~ 30 mg/kg 有较强的降温作用，并受环境温度的影响[310]。白芍提取物可减轻动物因高温刺激引起的阵挛性惊厥，能提高动物对高温刺激的耐复性[311]。对大鼠高温或低温刺激下肾上腺丙种维生素的含量下降有抑制作用。芍药苷对正常体温及伤寒杆菌引起的发热小鼠有降温和解热作用。

4. **促进学习记忆作用** 大鼠放射状迷宫试验表明，芍药水提取物、甲醇提取物及芍药苷对东莨菪碱诱发的空间障碍有改善作用[312]。白芍总苷对东莨菪碱造成的学习和记忆获得不良影响有改善作用，能使跳台实验错误次数明显减少，能增强正常小鼠学习和短时记忆，使代表学习和短时记忆的各项指标显著降低[313]。

（三）对心血管系统的作用

白芍水溶物可明显延长异丙肾上腺素所致心肌缺氧的存活时间，对抗由垂体后叶素引起的大鼠心电图变化，增加小鼠心肌对 86Rb 的摄取量，增加小鼠心肌的营养性血流量[314]。周丹等[315]报道，白芍有增加心肌血流量的作用，有轻度的扩张血管作用，对狗冠状血管和后肢血管有扩张作用，其有效成分丹皮酚也有扩冠、降低心肌耗氧量，并抑制环氧酶反应，使血栓素 A_3 合成减少。白芍总苷能使离体兔耳血管扩张，分钟内滴数和容量（mL）均增加，但能显著地增加重酒石酸去甲肾上腺素对兔主动脉的收缩[316]。白芍总苷可使兔和猫血压升高，左室内压变化最大速率增加及心率减慢，以舒张压升高明显。其升压作用不能被酚妥拉明阻断，同时还可增加酒石酸去甲肾上腺素的升压作用以及增强心音等作用[317]。

体外实验证实[315~318]白芍总苷具抗血小板聚集的作用，对心肌缺血和脑缺血均有保护作用[319~320]；白芍总苷具有抑制人血红细胞渗透性溶血的作用[321]，能显著抑制 H_2O_2 引起的溶血反应，并显著抑制 H_2O_2 引起的红细胞还原型各胱甘肽的降低和脂质过氧化物的增多。

（四）对骨骼肌、平滑肌的作用

1. 对骨骼肌的作用　木村正康[322]用芍药、甘草的提取物芍药苷和甘草皂苷研究本方对骨骼肌的作用，结果表明芍药苷对神经肌肉接合部位呈阻断作用，提示芍药对骨骼肌有松弛作用。

2. 对肠平滑肌的作用　芍药苷以及芍药的浸出液对豚鼠离体小肠有抑制自发收缩、降低紧张性的作用。芍药浸出液低浓度时对家兔离体肠管亦呈抑制作用，而高浓度表现出先兴奋、后抑制的效应，可颉颃氯化钡引起的兔肠收缩加强，抑制由肾上腺素引起的肠管活动[323~324]。但亦有相反报道，白芍生品及五种炮制品均可使离体兔肠自发性收缩活动幅度加大[325]。

白芍总苷可明显增强乙酰胆碱引起的豚鼠离体回肠收缩，亦可增强组织胺引起的收缩反应[302]。

白芍总苷使豚鼠结肠离体平滑肌收缩积分和时间显著性增加，且收缩效应的改变具有剂量依赖性，表明白芍总苷可通过延长结肠收缩时间，增强结肠收缩幅度而调节结肠运动，且白芍总苷的这种作用能被阿托品抑制，提示结肠平滑肌 M 受体是白芍总苷作用途径之一[326]。在此基础上，笔者还探讨了白芍总苷对离体豚鼠结肠平滑肌的作用方式及对结肠平滑肌中 P 物质和血管活性肠肽释放的影响，认为结肠平滑肿中 P 物质是白芍总苷作用的递质之一[327]。

3. 对子宫平滑肌的作用　芍药提取物对小鼠离体子宫运动，低浓度时呈兴奋、高浓度时呈抑制作用，且能对抗乙酰胆碱、组织胺引起的收缩。芍药苷能明显抑制催产素引起的子宫收缩[311,328]，但亦有报道白芍总苷可增强催产素引起的子宫收缩[302]。

4. 对支气管平滑肌的作用[304]　芍药对发作时的支气管平滑肌痉挛有解痉作用；芍药苷可使豚鼠气管扩张而具镇咳作用；芍药中的配糖体能扩张上拨鼠的气管。

5. 对 Oddi 括约肌的作用　孙宏治等[329]研究了白芍对膀胱引流式犬胰腺移植后移植物 Oddi 括约肌功能的影响，结果发现白芍对正常犬Oddi 括约肌收缩幅度无影响（$P > 0.05$），但可降低 Oddi 括约肌的基础压、收缩频率和动力指数（$P < 0.01$）。移植后应用白芍可全面降低 Oddi 括约肌基础压、收缩频率、收缩幅度和动力指数（$P < 0.01$）。表明白芍可抑制犬 Oddi 括约肌运动，胰腺移植后，抑制作用更加显著，有助于防治移植物胰腺炎。

（五）保肝作用

戴俐明等[330]应用四氯化碳诱导的小鼠实验性肝炎动物模型，观察白芍总苷对实验性肝炎的保护作用。结果发现白芍总苷（20mg/kg）连续7天腹腔注射的预防给药可显著改善小鼠肝损伤后的血清丙氨酸转氨酶升高、血清蛋白下降及肝糖原含量降低，并使形态学上的肝细胞变性和坏死得到明显的改善和恢复。同时超微结构上肝细胞内线粒体的肿胀、内浆网的空泡变性，溶酶体的脱落也得到明显改善。白芍总苷可以对抗雷公藤多苷片所致小鼠急性肝损伤，其机制与氧自由基产生有关[331]。

于习民[332]采用银花白芍饮对乙肝病毒进行灭活试验，结果显示金银花、白芍对乙型肝炎病毒灭活作用最强，田基黄、白花蛇舌草次之，白术、虎杖、黄芩、垂盆草24小时后滴度有下降趋势。认为白芍养血柔肝、扶助正气，能杀灭机体内的乙肝病毒。

李瑞麟等[333]研究了白芍总苷对 CCl_4 诱导大鼠肝纤维化的治疗作用，白芍总苷给药（40mg/kg、80mg/kg、160mg/kg，灌胃）均明显降低血清谷丙转氨酶、谷草转氨酶、碱性磷酸酶、透明质酸和 PC III 水平，升高白蛋白水平及白蛋白球蛋白比值（A/G）。TGP（60mg/kg、120mg/kg 和 240mg/kg）能明显降低肝星状细胞体外分泌的透明质酸和 PC III 水平，促进肝星状细胞凋亡，明显改善肝脏病理组织状况。提示白芍总苷对 CCl_4 致大鼠肝纤维化具有治疗作用，该作用与其降低肝星状细胞分泌透明质酸和 PC III、促进肝星状细胞凋亡有关。

郑琳颖等[334]研究白芍总苷对高脂诱导胰岛素抵抗－脂肪肝大鼠血糖、血脂、胰岛素抵抗及肝功能和肝细胞脂肪变性病理改变的作用，结果表明白芍总苷对胰岛素抵抗－脂肪肝具有降低血脂和保肝作用，认为其作用机制可能与其提高胰岛素敏感性、降低血脂以及增强抗氧化能力有关。

复方白芍能够颉颃一次大剂量灌胃异硫氰酸苯酯诱发大鼠血中胆红素和血清谷丙转氨酶活性急剧升高，胆汁流量减少，使肝小叶中央静脉扩张充血，肝索排列恢复正常，肝细胞轻度颗粒变性，未见肝细胞脂肪和嗜酸性变[335]。

（六）抗菌、抗病毒作用

芍药在体外对葡萄球菌、肺炎双球菌、溶血性链球菌、伤寒杆菌、霍乱弧菌、大肠杆菌、变形杆菌、绿脓杆菌等均有抑制作用，水浸液在体外可抑制9种皮肤真菌的生长。水煎剂对京科68－1病毒和疱疹病毒也有抑制作用，其抗病毒活性成分为1，2，3，4，6－五－O－没食子酰葡萄糖。

（七）其他作用

白芍水溶物和醇提物均能延长小鼠耐缺氧时间[336]。白芍总苷能延长小鼠常压和减压缺氧的存活时间。

白芍对小鼠强迫游泳实验、小鼠悬尾实验和颉颃利血平所致的抑郁症状实验所致的抑郁模型均有较强的抗抑郁作用[337]。

覃俊佳等[338]报道了白芍的泻下作用，并对白芍泻下的机制进行了研究，认为[339]其机制在于：直接作用于肠道，使大肠黏液分泌增多，促进小肠大肠的推进运动，使小肠大肠含水量增多。可能兴奋空肠的M_1、M_2胆碱受体及可能阻断大肠的β_2受体而促进其运动。另外推测大肠可能存在着新的胆碱受体亚型，且该亚型能够为白芍阻断，但阿托品不能。

近期研究发现白芍总苷有肾保护作用[340]。采用胃肠道综合免疫方法建立大鼠肾小球肾炎模型，以不同剂量的白芍总苷干预，以雷公藤多苷为对照，观察对大鼠蛋白尿、血生化指标以及肾组织形态学改变的影响，结果发现模型组大鼠尿蛋白增加，血肌酐和尿素氮升高，血浆总蛋白和白蛋白下降，肾小球系膜细胞中至重度增生，系膜基质聚积。灌胃给予白芍总苷干预4周后，给药组的系膜细胞增生、基质聚积减少，大鼠的蛋白尿减轻，血肌酐和尿素氮下降，表明白芍总苷可保护肾小球肾炎大鼠的肾功能，部分逆转受损的肾小球病理改变。白芍总苷对糖尿病大鼠肾小管－间质损伤有明显保护作用，其机制可能与抑制糖尿病肾小管－间质过高骨桥蛋白以及α－平滑肌动蛋白表达有关[341]。

白芍水提取液具有抗氧化作用[342]，可以抑制去卵巢大鼠肥胖，改善脂代谢紊乱、清除体内过多自由基以提高机体抗氧化能力。芍药苷具有明显抑制腺嘌呤核苷三磷酸酶及激活腺苷环化酶的作用[343]。

参考文献

[1] Nakajima N, Utsanomiya T, Kobayashi M, et al. In vitro induction of anti－type 2 T cells by glycyrrhizin. Burns, 1996, 22 (8)：612－617.

[2] Yoshikama M, Matsui Y, Kawamoto H, et al. Effects of glycyrrhizin on immune－mediated cytotoxicity. J Gastroenterol Hepatol, 1997, 12 (3)：243－248.

[3] Oh C, Kim Y, Eun J, et al. Induction of T lymphocyte apoptosis by treatment with glycyrrhizin. Am J Chin Med, 1999, 27 (2): 217 –226.

[4] Dai J H, Iwatani Y, Ishida T, et al. Glycyrrhizin enhances interleukin – 12 production in peritoneal macrophages. Immunology, 2001, 103 (2): 235 –243.

[5] Raphael T J, Kuttan G. Effect of naturally occurring triterpenoids glycyrrhizic acid, ursolic acid, oleanolic acid and nomilin on the immune system. Phytomedicine, 2003, 10 (6/7): 483 –489.

[6] 胡菁, 敖明章, 崔永明, 等. 甘草多糖的抗肿瘤活性及对免疫功能的影响. 天然产物研究与开发, 2008, 20: 911 –913, 938.

[7] Ohtsuki K, Abe Y, Shim oyama Y, et al. Separation of phospholipase A2 in Habu snake venom by glycyrrhizin (GL) – affinity column chromatography and identification of a GL – sensitive Enzyme. Biol Pharm Bull, 1998, 21 (6): 574 –578.

[8] Sakamoto R, Okano M, Takena, et al. Inhibitory effect of glycyrrhizin on the phosphorylation and DNA – binding abilities of high mobility group proteins 1 and 2 in vitro. Biol Pharm Bull, 2001, 24 (8): 906 –911.

[9] Matsui S, M atsumoto H, Sonoda Y, et al. Glycyrrhizin and related compounds down – regulate production of inflam matory chemokines IL – 8 and eotaxin 1 in a human lung fibroblast cell line. Int Imm unopharmacol, 2004, 4 (13): 1633 –1644.

[10] Kakegawa H, Watsushima H, Satoh T. Inhibitory effects of some natural products on the activation of hyaluronidase and their anti – allergic actions. Chem Parm Bull, 1992, 40 (6): 1439.

[11] Park HY, Park SH, Yoon HK, et al. Anti – allergic activity of 18β – glycyrrhetinic acid – 3 – O – β – D – glucuronide. Arch Pharm Res, 2004, 27 (1): 57.

[12] 吕小华, 吴铁, 覃冬云. 甘草酸对哮喘小鼠气道炎症及磷脂酶 A2 活性的影响. 时珍国医国药, 2007, 18 (10): 2379 –2380.

[13] 刘颖, 王莹, 齐正, 等. 甘草酸二铵抗大鼠溃疡性结肠炎作用及相关机制研究. 中国新药杂志, 2007, 16 (24): 2027 –2031.

[14] 郭海荣, 霍丽娟. 甘草酸二铵对溃疡性结肠炎大鼠抗炎作用机制的研究. 山西医科大学学报, 2008, 39 (9): 794 –797.

[15] R. POMPEI, ORNELLA FLORE, MARIA ANTONIETTA MARCCIALIS, et al. Glycyrrhizic acid inhibits virus growth and inactivates virus particles. Nature, 1979, 281: 689 –690.

[16] 赵高年, 谢鹏. 甘草甜素抗单纯疱疹病毒 I 的实验研究. 蛇志, 2008, 20 (3): 182 –184.

[17] Pompei R, Flore O, Marccialis M A, et al. Glycyrrhizic acid inhibits virus growth and inactivates virus particles. Nature, 1979, 281: 689 –690.

[18] 陈红. 甘草药理作用概述. 海峡药学, 2005, 17 (4): 37 –41.

[19] 奥田拓男. 日本薬学会第 108 回薬理学シンポジウム，1989.

[20] Cherng J M, Lin H J, Hsu Y H, et al. A quantitative bioassay for HIV – 1 gene expression based on UV activation: effect of glycyrrhizic acid. Antiviral Res, 2004, 62 (1): 27 – 36.

[21] Fujii T, Nakamura T, 1wamoto A. Current concepts in SARS treatment. J Infect Chemother, 2004, 10 (1): 1 – 7.

[22] 蒋道荣. 甘草甜素对慢性乙型肝炎患者血清病毒标志的影响. 南通医学院学报, 1994, 14 (2): 231 – 232.

[23] 宋星宏. 甘草甜素治疗慢性乙型肝炎疗效观察. 中国中西医结合杂志, 1997, 17 (8): 494 – 495.

[24] 杨京，喻成波，席宏丽，等. 甘草甜素联合单磷酸阿糖腺苷对 HepG2.2.15 细胞及其 HBsAg 表达的影响. 贵州医药, 2006, 30 (6): 483 – 485.

[25] 陈建新，邱灵才，方炳虎，等. 甘草酸单铵盐对 H9N2 禽流感病毒的作用机制研究. 中草药, 2008, 39 (6): 896 – 899.

[26] 崔永明，余龙江，丁巧，等. 甘草醇提物对大鼠学习记忆障碍的影响. 中国老年学杂志, 2008, 28 (12): 1055 – 1057.

[27] SANG CK, SUNG HB, SANG GK, et al. Cytoprotective effects of Glycyrrhizae radix extract and its active component liquiritigenin against cadmium – induced toxicity (effects on bad translocation and cytochrome c – mediated PARP cleavage). Toxicology, 2004, 197 (3): 239 – 251.

[28] 詹春，杨静，詹莉，等. 异甘草素对脑缺血再灌小鼠认知功能障碍及能量代谢的影响. 中国药理学通报, 2005, 21 (2): 213 – 216.

[29] 赵志宇，王卫星，郭洪祝，等. 甘草苷对慢性应激抑郁模型大鼠的抗抑郁作用. 中国临床康复, 2006, 10 (27): 69 – 72.

[30] 刘睿婷，卞广兴，邹莉波，等. 甘草苷的神经保护及对胆碱酯酶的抑制作用. 中国新药杂志, 2008, 17 (7): 574 – 577, 581.

[31] Lester A. Mitscher, Young Han Park, Donna Clark, et al. Antimicrobial Agents From Higher Plants. Antimicrobial Isoflavanoids and Related Substances From Glycyrrhiza glabra L. var. typica. J. Nat. Prod. , 1980, 43 (2): 259 – 269.

[32] Okada K, Tamura Y, Yamamoto M, et al. Identification of antimicrobial and antioxidant constituents from licorice of Russian and Xinjiang origin. Chem pharm Bull, 1987, 37 (9): 2528.

[33] Antimicrobial agents from higher plants: Prenylated flavonoids and other phenols from G. lepidota. phytochemistry, 1993, 22 (2): 573.

[34, 35] Isddns P ON. 甘草查尔酮 A 对多种细菌的敏感性. 国外医药·植物药分册, 1994, 9 (4): 173.

[36] Fukui H, Goto K, Tabata M. Two antimicrobial flavanones from the leaves of G. glabra. Chem Pharm Bull, 1988, 36 (10): 4174.

[37] 俞腾飞, 田向东, 李仁. 甘草黄酮、甘草浸膏及甘草次酸的镇咳祛痰作用. 中成药, 1993, 15 (3): 32 - 33.

[38] 朱一亮, 谢强敏, 陈季强, 等. 甘草黄酮对辣椒素诱导豚鼠咳嗽反射的抑制作用. 中草药, 2006, 37 (7): 1048 - 1051.

[39] 吴勇杰. 甘草次酸钠的镇咳、消痰、降低气道阻力作用的研究. 兰州医学院学报, 1996, 22 (2): 23 - 26.

[40] 严进, 江南. 甘草酸二铵对不同龄小鼠镇咳作用的研究. 湖北中医杂志, 2009, 31 (4): 8 - 9.

[41] NAKAMURA RIE, KASE YOSHIO, HASHIMOTO KAZUNORI, et al. Elucidation of Anti - gastric Ulcer Constituents of Glycyrrhizae Radix. Natural Medicines, 2003, 57 (5): 172 - 177.

[42] SATO YUJI, HE JU - XIU, NAGAI HIDEMASA, et al. Isoliquiritigenin, One of the Antispasmodic Principles of Glycyrrhiza Ularensis Roots, Acts in the Lower Part of Intestine. Biol Pharm Bull, 2007, 30 (1): 145 - 149.

[43] 佐藤祐司, 赤尾光昭, 何菊秀, 等. 芍薬甘草湯の鎮痛鎮痙作用: 甘草成分イソリクイリチゲニンによるマウス腸管収縮抑. 和漢医薬学雑誌, 2003, 20 (Supplement): 120.

[44] 王枕, 谢广茹, 史玉荣, 等. 甘草多糖的体内抑瘤作用及其机制的研究. 临床肿瘤学杂志, 2003, 8 (2): 85 - 87.

[45] 胡菁, 敖明章, 崔永明, 等. 甘草多糖的抗肿瘤活性及对免疫功能的影响. 天然产物研究与开发, 2008, 20: 911 - 913, 938.

[46] 《实用精细化学品手册》编写组. 实用精细化学品手册, 有机卷 (上). 北京: 化学工业出版社, 1996: 720.

[47] Yasukawa K, Takido M, Takeuchi M, et al. Inhibitory effect of glycyrrhizin and caffeine on two - stage car·cinogenesis in mice. Yakugaku Zasshi, 1988, 108 (8): 794 - 796.

[48] 傅乃武, 刘朝阳, 张如意, 等. 胀果甘草提取物 G9314 抗突变、抑制体内亚硝胺生成和抗促癌剂诱发的脂质过氧化作用. 中国药理与临床, 1995, 11 (2): 20 - 22.

[49] 张丽娟. 甘草提取剂对小鼠子宫内膜癌的抑制作用. 国外医学·中医中药分册, 1998.

[50] 马靖. 甘草水溶物诱导胃癌 MGC803 细胞凋亡与胞内 Ca^{2+} 升高、胞内碱化和线粒体 $\triangle \varphi m$ 的变化. 中国生物化学与分子生物学报, 2000, 16 (4): 556 - 558.

[51] Arase Y, Ikeda K, Murashima N, et al. The long term efficacy of glycyrrhizin in chronic hepatitis C patients. Cancer, 1997, 79 (8): 1494.

[52] Okamoto T, Kobayashi T, Yoshida S. Chemical aspects of coumarin compounds for the prevention of hepat0cellular carcinomas. Curr Med Chem Anti Cancex Agnets,

2005, 5 (1): 47 - 51.

[53] 马淼，周旭莉，户元林，等. 乌拉甘草有效成分对人体 4 种肿瘤细胞增殖与凋亡的影响. 时珍国医国药，2008，19 (1): 9 - 11.

[54] Kobayashi M, Fujita K, Katakura T, et al. Inhibitory effect of glycyrrhizin on experimental pulmonary metastasis in mice inoculated with B16 melanoma. Anticancer Ras, 2002, 22: 4053 - 4058.

[55] 洪玮，何明磊，魏东芝. 18β - 甘草次酸聚乙二醇轭合物的合成及其体外抗肿瘤活性. 华东理工大学学报（自然科学版），2006，32 (4): 415.

[56] 李俊丽，严瑞琪，王辉云，等. 甘草甜素对黄曲霉毒素 B_1 致大鼠肝癌作用的影响. 癌症，1993，12 (2): 104 - 107.

[57] 徐健. 甘草酸基础和临床研究进展. 中国医学论坛报，2002，8: 8.

[58] Tanaka M. The effect of glycyrrhizin on carcinogenesis in the duodenum of mice N - ethyl - N´ - nitro - N - nitrosoguanidine. Kyoto - furitsu Ika Daigaku Zasshi, 1991, 100 (2): 1139.

[59] 李俊丽，严瑞琪，王辉云，等. 甘草甜素预防二乙基亚硝胺致大鼠肝癌作用的剂量 - 效应关系. 中山医科大学学报，1994，15 (2): 108 - 111.

[60] 葛淑芬，兰行简，盐田觉. 甘草甜素对小鼠颌下腺纤维瘤细胞的增殖抑制作用. 中华口腔医学杂志，1998，33 (6): 341 - 343.

[61] Rudkin GH, Carlsen BT, ChungCY, et al. Retinoids inhibit squamous cell carcinoma growth and intercellular communication. J Surg Res, 2002, 103 (2): 183 - 189.

[62] 黄炜，黄济群，张东方，等. 18β - 甘草次酸和甘草酸对人肝癌细胞增殖的抑制和诱导分化作用. 中国中药科技，2002，9 (2): 92 - 93.

[63] 柯文娟，刘新月，陈燕，等. 甘草次酸对 K562 细胞增殖抑制作用及其机制研究. 中草药，2008，39 (5): 714 - 718.

[64] 郑江丽，缪珩，蒋秀琴. 甘草次酸对多囊卵巢大鼠卵巢的影响. 中国现代临床医学杂志，2007，6 (11): 8 - 10.

[65] 陈晓光，韩锐. 甘草次酸对苯并芘诱发的 DNA 损伤及非程序 DNA 合成的影响. 药学学报，1994，29 (10): 725 - 729.

[66] 张东方，黄炜，黄济群，等. 维甲酸和 18β - 甘草次酸联合抗人体肺癌细胞增殖和侵袭作用的研究. 中国肺癌杂志，2003，6 (3): 181 - 184.

[67] 黄炜，黄济群，张东方，等. 维甲酸（retinoic acid）、甘草酸和 18 - 甘草次酸抗人肺癌细胞增殖和侵袭的作用. 中国肿瘤，2003，12 (11): 665 - 667.

[68] 黄炜，黄济群，张东方，等. 五环三萜类化合物抗人肺癌细胞侵袭和诱导细胞凋亡的研究. 中国肺癌杂志，2003，6 (4): 254 - 257.

[69] 黄炜，黄济群，张东方，等. 18 - 甘草次酸和甘草酸对人肝癌细胞增殖的抑制和诱导分化作用，中国中医药科技，2002，9 (2): 92.

[70] 王银环，范钰，张尤历，等. 18β - 甘草次酸对人胃癌细胞 BGCB23 增殖的抑

制. 江苏大学学报（医学版），2007，17（3）：251 –253.

[71] 黄炜，陈新美，张志凌，等. 18β – 甘草次酸诱导人乳腺癌细胞凋亡及其细胞内 Ca^{2+} 水平的变化. 中国癌症杂志，2006，16（2）：102 – 106.

[72] 何湘珍，刘嘉毅，周小平. 甘草次酸对晶状体上皮细胞增殖的抑制作用. 南华大学学报·医学版，2007，35（2）：181 – 185.

[73] 葛艳，范钰，李仪奎. 18β – 甘草次酸抑制人结肠癌 HT29 细胞增殖的研究. 时珍国医国药，2008，19（1）：143 – 144.

[74] 赵世元，农智新，钟振国. 甘草总黄酮体内抗肿瘤作用的实验研究. 广西医学，2006，28（9）：1348 – 1350.

[75] 赵世元，农智新，钟振国，等. 甘草总黄酮体内抗肿瘤作用及其机制的初步研究. 广西医学，2006，28（10）：1496 – 1499.

[76] 傅乃武，刘朝阳，张如意，等. G9315 抗健癌和抑制促癌物诱发的脂质过氧化作用. 中草药，1995，26（8）：411.

[77] 傅乃武，刘朝阳，张如意. 甘草黄酮体抗促癌、抗致突和抗氧化作用的研究. 天然产物的研究与开发，1995，7（4）：29.

[78] 王秀梅，贾世山，董菁，等. 甘草叶总黄酮和干扰素诱导单核巨噬细胞产生肿瘤坏死因子. 中国中西医结合杂志，1993，13：134.

[79] Hantano T., Kagawa H., Yasuhara T., et al. Two new flavonoids and other eonstituents in licorice root their relative effects. Chen Pharm Bull, 1988, 36 (6): 2090.

[80] Zhang J, Yang J, Wu JL, Zhang L, Zhan C. Preparation of isoliquiritigenin liposome and its depressive efect on prolifemtion of human cervical cancer cells in vitro. Chin J clin Pharmacol Ther, 2004, 9 (11): 1268 – 1272.

[81] 张晶，杨静，汤宏斌. 异甘草素对人宫颈癌细胞增殖的抑制作用. 中国药理学与毒理学杂志，2005，19（6）：436 – 442.

[82] 王艾丽，郑航，郑新民，等. 异甘草素对人前列腺癌细胞体外增殖的抑制作用. 临床泌尿外科杂志，2007，22（11）：867 – 868.

[83] 王根生，韩哲武. 甘草类黄酮对四氯化碳致小鼠急性肝损伤的影响. 药学学报，1993，28（8）：572.

[84] 李冰如，吴锡铭，刘如星，等. 甘草中差向异构体对 D – 氨基半乳糖致大鼠肝损伤治疗作用的肝组织学和亚微结构研究. 中西医结合肝病杂志，1996，6（1）：22 – 23，57.

[85] 张清波. 甘草甜素的药理与临床应用. 上海医学，1989，12（10）：613 – 615，586.

[86] Davis G L, Esteban – Mur R, Rustgi V, et al. Interferon alfa – 2b alone or in combination with ribavirin for the treatment of relapse of chronic hepatitis C. International Hepatitis Interventional Therapy Group. N Engl J Med, 1998, 339 (21): 1493 – 1499.

[87] Fujisawa Y, Sakamoto M, Matsushita M, et al. Glycyrrhizin inhibits the lytic pathway of complement – possible mechanism of its anti – inflammatory efect on liver cells in viral hepatitis. Microbiol Immunol, 2000, 44 (9): 799 – 804.

[88] 陈绍兵, 陈军华, 王玉婷, 等. 甘草甜素对幼龄大鼠实验性肝纤维化疗效的研究. 第三军医大学学报, 2007, 29 (23): 2261 – 2263.

[89] Taira Z, Yabe K, Hamaguchi Y, et al. Effects of Sho – saiko – to extract and its components, baicalin, baicalein, glycyrrhizin and glycyrrhetic acid, on pharmacokinetic behavior of salicylam ide in carbon tetrachloride intoxicated rats. Food Chem Toxicol, 2004, 42 (5): 803 – 807.

[90] Jeong H G, You H J, Park S J, et al. Hepatoprotective effects of 18 beta – glycyrrhetinic acid on carbon tetrachloride – induced liver injury: inhibition of cytochrome P450 2El expression. Pharmacol Res, 2002, 46 (3): 221 – 227.

[91] Okamoto T. , Okabe S. , Development of anorexia in concanavalin A – induced hepatitis in mice. Int J Mol Med, 2001, 7 (2): 169 – 172.

[92] Okamoto T. , Kanda T. , Glycyrrhizin protects mice from concanavalin A – induced hepatitis without affecting cytokine expression. Int J Mol Med, 1999, 4 (2): 149 – 152.

[93] Abe M, Akbar F, Hasebe A, et al. Glycyrrhizin enhances interleukin – 10 production by liver dendritic cells in mice with hepatitis. Gastroenterol, 2003, 38 (10): 962 – 967.

[94] Zheng Q Z, Lou Y J. Pathologic characteristics of immunologic injury in primary cultured rat hepatocytes and protective effect of glycyrrhizin in vitro. Acta Pharmacol Sin, 2003, 24 (8): 771 – 777.

[95] VanRossum T G, V uho A G, De Man R A, et al. Review article: glycyrrhizin as a potential treatment for chronic hepatitis C. Aliment Pharmacol Ther, 1998, 12 (2): 199 – 205.

[96] 郝飞. 甘草酸国外研究进展. 中国药房, 2001, 12 (8): 500 – 501.

[97, 98] 王吉耀, 刘维田, 胡美玉, 等. 甘草酸对成纤维细胞 I、III 型前胶原 mRNA 表达的抑制作用. 中华消化杂志, 1997, 17 (1): 60.

[99] 王志荣, 李定国, 陈锡美, 等. 联合应用粉防己碱与甘草酸抗肝纤维化的实验研究. 中华消化杂志, 2003, 23 (7): 435 – 436.

[100] 王志荣, 陈锡美, 李定国, 等. 联合应用粉防己碱与甘草酸抑制 HSC 增殖及细胞外基质合成. 同济大学学报 (医学版), 2003, 23 (2): 103 – 106.

[101] 陈锡美, 王志荣, 李定国, 等. 联合应用粉防己碱与甘草酸抗肝纤维化分子生物学机制研究. 同济大学学报 (医学版), 2002, 23 (2): 82 – 85.

[102] 蔡瑜, 沈锡中, 王吉耀. 甘草酸对大鼠肝纤维化过程中肝组织基因表达的影响. 中华医学杂志, 2003, 83 (13): 1122 – 1125.

[103] Yoshikawa M, Matsui Y, Kawamoto H, et al. Effects of glycyrrhizin on immune

mediatedcytotoxicity. J Gas Troenteml Hepatol, 1997, 12 (3): 243 – 248.

[104] 章道华, 程昊, 熊玉, 等. 异甘草素对大鼠急性化学性肝损伤的保护作用. 中国医院药学杂志, 2008, 28 (7): 511 – 514.

[105] 郑春英, 李勇庆. 甘草解毒作用研究概况. 黑龙江医药, 2006, 19 (4): 246 – 247.

[106] 沈映群. 中药药理学. 上海: 上海科学技术出版社, 1997, 167.

[107] 高同银, 崔同淑, 孙国香. 浅谈甘草解毒作用. 河北中医, 1994, 16 (3): 46.

[108] 张锦楠, 李亚伟, 徐艳霞, 等. 甘草和五味子对大鼠肝微粒体 CYP450 诱导作用的研究. 中国药学杂志, 2002, 37 (6): 424 – 426.

[109] 杨静, 彭仁秀, 孔锐, 等. $18\alpha – 2$ 甘草酸二铵对大鼠肝脏细胞色素 P450 和 Ⅱ 相酶的影响. 药学学报, 2001, 36 (5): 321 – 324.

[110] Hye GJ, Ho JY, Sung JP, et al. Hepatoprotective efects of 18β – glycyrrhetinicacid on carbon tetrachloride – induced liver injury: inhibition of cytochrome P4502E1 expression. Pharmacological Research, 2002, 46 (3): 221 – 227.

[111] 邝枣园, 刘倩娴, 陈妙欢, 等. 升麻甘草汤解毒作用的实验研究. 广州中医药大学学报, l998, 15 (3): 202 – 204.

[112] 徐卓立, 郭军华, 宋三泰, 等. 甘草锌对顺铂毒性及抗癌效果的影响. 药学学报, 1993, 28 (8): 567 – 571.

[113] 陈思训. 中西医配伍合理性的探讨. 中西医结合杂志, 1986, 6 (7): 435 – 437.

[114] 梅全喜. 甘草的配伍研究. 中成药研究, 1988, 2: 35 – 36.

[115] 张宇, 陈丽艳. 四逆汤口服液中附子与甘草配伍前后有效成分变化. 佳木斯医学院学报, 1996, 19 (1): 27 – 29.

[116] 胡小鹰, 彭国平. 甘草总黄酮抗心律失常研究. 中草药, 1996, 27 (12): 733 – 735.

[117] 胡小鹰, 彭国平, 陈汝炎. 甘草颉颃附子心律失常毒性的机制研究. 南京中医药大学学报, 1996, 12 (5): 23 – 24.

[118] 陈建萍, 谭炳炎, 吴伟康, 等. 四逆汤中附子甘草配伍规律研究. 中国实验方剂学杂志, 2001, 7 (3): 16 – 17.

[119] 陈长勋, 徐姗珺. 甘草、干姜与附子配伍减毒的物质基础与作用环节研究进展. 中药新药与临床药理, 2006, 17 (6): 472 – 476.

[120] 李涯松, 杨洁红, 樊守艳, 等. 甘草酸对雷公藤多甙治疗类风湿关节炎增效减毒作用的实验研究. 中国中医药科技, 2008, 15 (4): 293.

[121] 杜佳林, 崔明昊, 苏忠伟, 等. 雷公藤与甘草配伍对大鼠生化指标的影响. 实用中医内科杂志, 2008, 22 (5): 71 – 72.

[122] 高海谦. 论中西药联合应用. 中成药研究, 1988, 2: 44 – 45.

[123] 王会玲, 张金元. 甘草酸对马兜铃酸致肾小管上皮细胞损害保护作用的实验

研究. 中华医学会肾脏病学分会 2004 年年会暨第二届全国中青年肾脏病学术会议"论文汇编, 2004, 23 – 25.

[124] 罗世江. 甘草配伍应用的药理、化学、物理变化. 广西中医学院学报, 2000, 17 (1): 76.

[125] 王淑兰, 薛贵平, 侯大宜, 等. 骨碎补甘草对链霉素毒性反应的对抗作用. 张家口医学院学报, 1993, 10 (3): 19 – 20, 54.

[126] 李诚秀, 黄能慧, 李玲. 甘草甜素对抗癌药活性及毒性的影响. 贵阳医学院学报, 1996, 21 (3): 183 – 185.

[127] 刘国军. 浅谈甘草的药理作用及化学成分. 陕西中医, 1997, l8 (8): 371 – 372.

[128] 胡小鹰, 彭国平, 陈汝炎. 甘草总黄酮抗心率失常作用研究. 中草药, 1996, 27 (12): 733.

[129] 胡小鹰, 陈汝炎, 彭国平. 异甘草素抗心律失常作用研究. 中药药理与临床, 1996, 5: 13 – 15.

[130] 谢世荣, 黄彩云, 杨静娴, 等. 甘草黄酮抗实验性心律失常的作用. 基础医学与临床, 1998, 18 (2): 72 – 74.

[131] 谢世荣, 黄彩云, 杨静娴, 等. 甘草水提液抗实验性心律失常的作用. 大连医科大学学报, 2003, 25 (1): 13 – 15.

[132] 谢世荣, 黄彩云, 黄胜英, 等. 甘草次酸抗心律失常作用的实验研究. 医药导报, 2004, 23 (3): 140 – 142.

[133] 蒋建刚, 吴基良, 陈金和, 等. 甘草酸二铵对大鼠心肌缺血再灌注心律失常的影响. 中药新药与临床药理, 2004, 15 (2): 90 – 92.

[134] 白纬, 旭红, 杨宏听. 甘草酸对兔鼠血小板聚集及主动脉 PGI 样物质生成的影响. 内蒙古中医药, 2000, 3: 41.

[135] 师邱毅, 王莉, 樊树理. 甘草精华素颗粒辅助调节血脂作用研究. 中国食品学报, 2006, 6 (1): 338.

[136] 曲中堂, 项昭保. 甘草甜素药理作用研究动态. 时珍国医国药, 2007, 18 (10): 2568 – 2570.

[137] Tawata M, Yoda Y, AidaK, et al. Anti – platelet section of Gu – 7, a 3 – aryl-coumarin derivative, purified from G. glycyrrhiza radix. Planta Med, 1990, 56 (3): 259.

[138] 傅乃武, 刘朝阳, 张如意, 等. 甘草黄酮类和三萜类化合物抗氧化作用的研究. 中药药理与临床, 1994, 10 (5): 26.

[139] 汪河滨, 周忠波, 罗锋, 等. 甘草黄酮提取方法及抗氧化活性研究. 时珍国医国药, 2008, 19 (9): 2106 – 2107.

[140] 张庆. 大枣多糖体外抗补体活性剂促进小鼠脾细胞的增殖作用. 中药药理与临床, 1998, 14 (5): 19.

[141] 张庆. 大枣多糖体外对小鼠腹腔巨噬细胞的影响. 中药药理与临床, 1999,

15 (3)：21.

[142] 张庆，雷林生，杨淑琴，等. 大枣中性多糖对小鼠脾细胞增殖作用的影响. 第一军医大学学报，2001，21 (6)：426.

[143] 苗明三，顾丽亚，方晓艳，等. 当归补血汤多糖对气血双虚大鼠胸腺、脾脏的影响. 中国I临床康复，2005，9 (3)：162.

[144] 苗明三. 大枣多糖对小鼠气血双虚模型胸腺及脾脏组织的影响. 中国临床康复，2004，8 (27)：5894.

[145] 苗明三. 大枣多糖对免疫抑制小鼠白细胞介素 2 及其受体水平的影响. 中国临床康复，2004，8 (30)：6692.

[146] 王伟. 从抗氧反映探药食同源的含义. 中西医结合杂志，1991，11 (3)：159.

[147] 周运峰，苗明三，李根林. 大枣多糖抗氧化作用. 中西医结合，1997：97.

[148] 李雪华，龙盛京. 大枣多糖的提取与抗活性氧研究. 广西科学，2000，7 (1)：54.

[149] 王建光，杨新宇，张伟，等. 大枣对 D - 半乳糖致衰老小鼠钙稳态影响的实验研究. 中国老年学杂志，2004，24：930 - 931.

[150] 顾有方，董策龙，陈会良，等. 大枣多糖对大鼠血清自由基代谢的影响. 中国中医药科技，2007，14 (5)：347 - 348.

[151] 宋为民. 大枣的抗突变作用. 中药药理与临床，1991，7 (5)：25.

[152] 魏虎来，赵怀顺，贾正平. 大枣水提取和有机硒化合物抗白血病作用的实验研究. 甘肃中医学院学报，1996，13 (3)：33.

[153] 崔振环，窦桂荣，运淑兰，等. 复方大枣合剂对小鼠乳腺癌生长抑制作用的初步观察. 天津医科大学学报，1999，5 (2)：15.

[154] 张庆，雷林生，杨淑琴，等. 大枣多糖对小鼠腹腔巨噬细胞分泌肿瘤坏死因子及其表达的影响. 第一军医大学学报，2001，21 (8)：592.

[155] 袁叶飞，周燕园，马家骅，等. 大枣抑制亚硝胺合成的体外实验研究. 广西中医药 2005，28 (4)：52 - 54.

[156] 八木晟，等. 药学杂志（日），1981，101 (8)：700.

[157] 张树森，郭幸春，沈文进. 大枣的药理作用述要. 福建中医药，1996，27 (1)：50.

[158] 赵喜荣，莫简，王景祥. 大枣叶提取物的抗炎作用及其机制. 中医药研究，1994，5：47 - 48.

[159，162] 王葳，张秀珍. 大枣的药理作用及其临床应用. 中国野生植物，1991，1：24 - 26.

[160] 顾有方，李卫民，李升和，等. 大枣多糖对小鼠四氯化碳诱发肝损伤防护作用的实验研究. 中国中医药科技，2006，13 (2)：105 - 107.

[161] 苗明三，苗艳艳，孙艳红. 大枣多糖对血虚大鼠全血细胞及红细胞 ATP 酶活力的影响. 中国临床康复，2006，10 (11)：97 - 99.

[163] SK Verma, J. Singh, R. Khamesra, et al. Efect of ginger on platelet aggrega-tion in 27 man, Indian. J. Med. Res., 1993, 98 (10): 240.

[164] Srivas KC. Efects of aqueous extracts of onion, garlic and ginger on platelet aggre-gation and metabolism of arachidonic acid in the blood vascular system: in vitro study. Prostaglandins Leukot Med, 1984, 13 (2): 227.

[165] Srivastava KC. Aqueous extracts of onion, garlic and ginger inhibit playlet aggre-gation and alter araehidomc acid metabolism. Biomed Biochim Acta, 1984, 43 (8-9): 335.

[166] 陈昆南, 杨书麟. 生姜醇提物抗凝血作用的进一步探讨. 中药药理与临床, 1997, 13 (5): 30-31.

[167] 卢传坚, 欧明, 王宁生. 姜对脑血管疾病的作用与途径. 中国临床康复, 2005, 9 (45): 187-189.

[168] 高本波, 姜波, 李志坚, 等. 姜总酮对血小板功能及血栓形成的影响. 中国药理学通报, 1996, 12 (3): 288.

[169] U. Bhandari, J. N. Sharma and R. Zafar The protective action of ethanolic gin-ger (Zingiber Officinale) extract in cholesterol fed rabits, J. Ethnophannacol, 1998, 61 (2): 167.

[170] 李海平, 刘宁, 霍贵成. 生姜的抗动脉粥样硬化作用. 国外医学卫生学分册, 2003, 30 (2): 98-101.

[171] Bhandari U, Sharma JN, Zafar R. The protective action of ethanolic ginger (Zin-giber officinale) extract in cholesterol fed rabbits. J Ethnopharmaco, 1998, 61 (2): 167-171.

[172] Sharma I, Gusain D, D ixitVP. Hypolipidaemic and Antiatherosclerotic Effects of Zingiber officinale in Cholesterol Fed Rabbits. Phytother Res, 1996, 10 (6): 517-518.

[173] Bhandari U, Kanojia R, Pillai KK. Effect of ethanolic extract of Zingiber officinale on dyslipidaemia in diabetic rats. J Ethnopha rmacol, 2005, 97 (2): 227-230.

[174] 刘雪梅. 生姜的药理作用研究进展. 中成药, 2002, 24 (7): 539-540.

[175] Goyal RK, Kadnur SV. Beneficial effects of Zingiber officinale on goldthioglucose induced obesity. Fitoterapia, 2006, 77 (3): 160-163.

[146] Fuhrman B, Rosenblat M. Hayek T, et al. Ginger extract consumption reduces plasma cholesterol, inhibits LDL oxidation and attenuates development of athero-sclerosis in atherosclerotic, apolipoprotein E deficient mice. Journal of Nutrition, 2000, 130 (5): 1124-1131.

[177] 武彩霞, 徐丽洒, 魏欣冰, 等. 生姜有效部位对实验性高脂血症大鼠血清血栓素 A_2、前列环素和脂质过氧化的影响. 中国药学杂志, 2006, 41 (4): 1066-1068.

[178] 彭平健. 生姜的药理研究和临床运用. 中国中药杂志, 1992, 17 (6):

370 – 373.

[179] 李兆龙. 国外对生姜的药用研究. 中国药学杂志, 1990, 25 (4): 231 – 232.

[180] Kobayashi M, Ishida Y, Shoji N, et al. Cardiotonic action of 8 – gingerol, an activator of the Ca^{2+} – pumping adenosine triphosphatase of sarcoplasmic reticulum, in guinea pig atrial muscle. Pharmacol. Exp. Ther, 1988, 246: 677.

[181] Kobayashi M, Shoji N, Ohizumi Y. Gingerol, a novel cardiotonic agent, activates the Ca^{2+} – pumping ATP the ase in skeletal and cardial satcoplasmic reticulum. Biechim, Biophys, Acta, 1987, 903: 96.

[182] Suekawa M, Aburada M, Hosoya E. actions of pungeut constituents, [6] – shogaol. Pharmacokio – Dynamics, 1984, 7: 836.

[183] Suekawa M, Aburada M, Hosoya E. Pharmacological studies on ginger II Pressor action of [6] – shogaol in anesthetized rats, or hindquarters, tail and mesenterie vascular beds of rats. Pharmacobiodyn, 1986, 9 (10): 842.

[184] Suekawa M, Aburada M, Hosoya E. Pharmacological studies on ginger III Effect of the spinal destruction on [6] – shogaol – induced pressor response in rat. Pharmacobiodyn, 1986, 9 (10): 853.

[185] Ghayur M N, Gilani A H. Ginger lowers blood pressure through blockade of voltage dependent calcium channels. Cardiovasc. Pharmacol, 2005, 45 (1): 74.

[186] Ghayu M N, Gilani A H, Mridi MB, et al. Cardiovascular effects of singer aqueous extract and its phenolic constituents are mediated through multiple pathways. Vascul Pharmacol, 2005, 43 (4): 234.

[187] 宋学英, 白进发, 王桥, 等. 生姜对小鼠缺氧时间的影响. 中国医药学报, 1998, 13 (3): 70 – 71.

[188] 宋学英, 王桥, 朱莹, 等. 生姜对急性缺氧小鼠的保护作用. 首都医科大学学报, 2004, 25 (4): 438 – 440.

[189] 何丽娅, 黄崇新. 生姜对缺血性脑损伤时过氧化氢酶、Ca^{2+} – ATPase 活性及乳酸含量的影响. 医学理论与实践, 1999, 12 (1): 7 – 9.

[190] 李荣, 王军, 贾士奇, 等. 生姜对局灶性脑缺血模型大鼠的影响. 中国现代药物应用 2008, 2 (1): 1 – 3.

[191] Ahmed RS, Seth V, Banerjee BD. Influence of dietary ginger (Zingiber officinales Rose) on antioxidant defense system in rat: comparison with ascorbic acid. Indian J Exp Biol, 2000, 38 (6): 604.

[192] Masuda Y, Kikuzaki H, Hisamoto M, et al. Antioxidant properties of gingerol related compounds from ginger. Biofactors, 2004, 21 (1 – 4): 293.

[193] 谢恬, 钱宝庆, 徐红. 干姜对心肌细胞缺氧缺糖损伤的保护及其抗血小板聚集功能的实验研究. 中国实验方剂学杂志, 1998, 4 (6): 47.

[194] 王颖, 李东伟. 生姜的研究进展. 中国药业, 2006, 15 (9): 62 – 63.

[195] 耿涛，谢梅林，孙晓飞. 生姜油对急性肝损伤的保护作用研究. 中成药，2007，29（8）：1123－1126.

[196] 沈洪，朱路佳，薛洁，等. 生姜油不同部位对小鼠急性肝损伤保护作用的比较. 中成药，2008，30（9）：附8－10.

[197] YAMAHARA J, MIKI K, CHISAKA T, et al. Cholagogic effect of ginger and its active constituents. Journal of ethnopharmacology, 1985, 13（2）：217－225.

[198] 孙庆伟，滕敏昌，侯奕. 生姜对大鼠胃黏膜的保护作用及其机制的初步探讨. 江西医药，1992，27（4）：207－210.

[199] 望月道彦. 和汉医药学会志，1987，4（3）：44.

[200] 钱东生，刘宜舜. 生姜抗运动病药理作用研究. 中国中西医结合杂志，1992，12（2）：95－98.

[201] 张来银. 生姜的丙酮提取物对大鼠异嗜高岭土模型的止呕作用. 中国医药指南，2008，6（5）：23－26.

[202] Sha rma SS, Kochup illa i V, Gup ta SK, e t al. Antiemetic efficacy of ginger against cisplatin induced emesis in dogs. J Ethnopha rmacol, 1997, 57（2）：93－96.

[203] Visalyaputra S, Petchpaisit N, Som charoen K, et al. The efficacy of giner root in the prevention of postoprative nausea and vomiting after outpatient gynaecological laparoscopy. Anaesthesia, 1998, 53（5）：506－510.

[204] Power M L, Holzman GB, Schulkin J. A survey on the managem ent of nausea and vomiting in pregnancy byobsterrrician/gynecologists. Prim Care Update Ob Gyns, 2001, 8（2）：69－72.

[205] Vuryavanich T., Kraisarin. T, Ruangsfi R. Ginger for nausea and vomiting in pregnancy：randomized double－masked placebo－controlled tria. Obstetrics and Gynecology, 2001, （4）：577－582.

[206] 李红. 生姜外敷内关穴治疗妊娠呕吐20例. 实用中医院杂志，2003，3：146.

[207] Pongpaw D, Chianehanya C. The efficacy of gingerin prevention of post－operative nausea and vomiting after outpatient gynecological laparoscop. JMed Assoc Thai, 2003, 3：244－250.

[208] Mowrey DE. Motion sickness, ginger, and psychophysics. Lancet, 1982, 1（8273）：655－657.

[209] Hohmann S, ClarkeA H, SchererH et al. The anti－motion sickness mechanism of ginger：a comparative study with placebo and dimenhydrinate. Acta Oto－laryngologica, 1989, 108（3·4）：168－174.

[210] Hirosue T, et al. On the An tioxidative Activities of Crude durgs. Nippon Shokuhin Kogy Gakkaishi, 1978, 25（12）：691.

[211] Suk E B. Th e oxidation stability of soybean, palm, Fish oil and lard afected by

crude gineml. J. Korean Soc,. Food Sci., 1993, 9 (4): 298.

[212] KIKUZAKI H, KOBAYASHI M., NAKATANI N. Diary lheptanoids from Rhizomes of Zingiber offcinale. Phytochemistry, 1991, 30 (11): 3647 – 3651.

[213] 王伟, 陈文为. 从抗氧化反应探讨 "药食同源" 的含义. 中西医结合杂志, 1991, 11 (3): 159 – 161.

[214] 刘金玲, 王卫东, 郭景云. 鲜生姜提取液抗氧作用的探讨. 河南中医, 1996, 16 (3): 156.

[215] 王桥, 曾昭晖, 陈怡, 等. 生姜石油醚提取物对四种氧自由基体系抗氧化作用的研究. 中国药学杂志, 1997, 32 (6): 343 – 346.

[216] 何文珊, 李炎, 李琳, 等. 生姜提取物在油脂中抗氧化特性分析. 华南理工大学学报 (自然科学版), 1999, 27 (5): 84 – 88.

[217] 曹立民, 张瑾, 陈明霞. 制备条件对于生姜提取物抗氧化活性的影响. 食品工业, 2001, (4): 36 – 38.

[218] 何文珊, 李琳, 李炎, 等. 生姜中一种新化合物的抗氧化活性. 中国病理生理杂志, 2001, 17 (5): 461 – 463.

[219] Ahmed RS, Seth V, Pa sha ST, et al. Influence of dietary ginger (Zingiber officinales Rosc) on oxidative stress induced by malathion in rats. Food Chem Toxicol, 2000, 38 (5): 443 – 450.

[220] 武彩霞, 魏欣冰, 丁华. 生姜有效部位的调血脂作用研究. 齐鲁药事, 2005, 24 (3): 174 – 176.

[221] 沈寻, 丁华, 武彩霞, 等. 生姜有效部位对高脂血症大鼠的抗氧化作用研究. 中国生化药物杂志, 2005, 26 (6): 330 – 332.

[222] K Ippoushi, K Azuma, H Ito, H Horie, et al. [6] – Gingerol inhibits nitric oxide synthesis in activated J774. 1 mouse macrophages and prevents peroxynitrite – induced oxidation and nitration reactions. Life Sciences, 2003, 73 (26): 3427 – 3437.

[223] Mahady GB, Pendland SL, Yun GS, et al. Ginger (Zingiber officinale Roscoe) and the gingerols inhibit the growth of Cag A + strains of Helicobacterpylori. Anticancer Res, 2003, 23 (5A): 3699 – 3702.

[224] Weseler A, Geiss HK, Saller R, et al. A novel colorime tric broth microdilution method to determine the minimum inhibitory concentration (MIC) of antibiotics and essential oils against Helicobacterpylori. Pharmazie, 2005, 60 (7): 498 – 502.

[225] 庞俊忠. 临床中药学. 北京: 中国医药科技出版社, 1989: 118.

[226] RO Mahony, HA Khtheeri, D Weerasekera, et al. Bactericidal and anti – adhesive properties of culinary and medicinal plants against Helicobacterpylori. World J Gastroenterol, 2005, 11 (47): 7499 – 7507.

[227] J Akoachere, RN Ndip, EB Chenwi, et al. Antibacterial effect of Zingiber offici-

nale and Garcinia kola on respiratory tract pathogens. East Afr Med J, 2002, 79 (11): 588 –592.

[228] 付爱华, 尹建元. 黄精和生姜抗皮肤癣菌活性研究. 白求恩医科大学学报, 2001, 27 (4): 384 –385.

[229] Penna S C, Mederios M V, Aimbire F S, et al. Anti – inflammatory effect of the hydralcoholic extract of rhizomes on rat paw and skin edema. Phytomedicine, 2003, 10 (5): 381 –418.

[230] 余珍, 巫华美. 生姜的挥发性化学成分. 云南植物研究, 1998, 20 (1): 113.

[231] Surh Y J. Chemopreventive properties of hot chili pepper and ginger. IOS Press: Amsterdam, Neth. CancerNutr, 1998: 193 –202.

[232] Santosh K. Katiyar, Rajesh Agarwal, Hasan Mukhtar. Inhibition of Tumor Promotion in SENCAR Mouse Skin by Ethanol Extract of Zingiber officinale Rhizome. Cancer Res., 1996, 56 (5): 1023 –1030.

[233] 钱红美, 王梦, 苏简单. 生姜提取物抗肿瘤作用的初步实验研究. 江苏药学与临床研究, 1997, 7 (3): 14 –16.

[234] Unnikrishnan M C, Kuttan R. Cyto toxicity of Extracts of Spices to cultured cells. Nutr Cancer, 1998, 11 (4): 251 –257.

[235] Surh Y J, L E, Lee J M. Chemoprotective properties of some pungent ingredients present in red pepper and ginger. Mutat Res., 1998, 402 (1, 2): 259 –267.

[236] 张竹心, 刘连生. 生姜油的抗过敏作用. 中成药, 1992, 14 (11): 30 –31.

[237] 陈红, 周爱查, 郭淑英, 等. 桂枝汤及方中单味药对体温双向调节作用的研究. 中国实验方剂学杂志, 1998, 4 (1): 13 –16.

[238] 马悦颖, 李沧海, 郭建友, 等. 桂皮醛解热作用及机制的实验研究. 中国实验方剂学杂志, 2007, 13 (4): 22 –25.

[239] 马悦颖, 李沧海, 李兰芳, 等. 桂皮醛解热镇痛抗炎作用的实验研究. 中国临床药理学与治疗学, 2006, 11 (12): 1336 –1339.

[240] 姜楠, 霍海如, 李兰芳, 等. 桂皮醛对发热大鼠下丘脑蛋白质组双向凝胶电泳分析. 中药药理与临床, 2003, 19 (6): 11 –13.

[241] 刘林亚. 中药桂枝肉桂药理作用的对比研究. 四川中医, 1998, 16 (5): 18 –19.

[242] 沈映君. 中药解表方药研究. 中国医药科技出版社, 2004: 200.

[243] 徐世军, 沈映君, 解宇环, 等. 桂枝挥发油对 LPS 致大鼠急性肺损伤模型核因子 κB 信号通路的影响. 中药药理与临床, 2007, 23 (4): 31 –33.

[244] 徐世军, 沈映君, 解宇环. 桂枝挥发油的抗炎作用研究. 中药新药与临床药理, 2007, 18 (3): 186 –189.

[245] 赵美林, 黄萍, 杨霞, 等. 中药桂皮醛体外抑菌和抗炎活性的研究. 广东牙病防治, 2008, 16 (10): 441 –443.

[246] 刘红英. 桂皮醛对大鼠根尖周炎症的影响. 中国疗养医学, 2009, 18 (3): 193-195.

[247] 韩爱霞, 綦跃花, 邱世翠, 等. 桂枝体外抑菌作用研究. 时珍国医国药, 2004, 15 (11): 743.

[248] 王世仪, 张丽, 王冰, 等. 中药桂皮醛对感染根管消毒作用的研究. 中国微生态学杂志, 2000, 12 (6): 369-371.

[249] Kwon J A, Yu C B, Park H D. Bacteriocidal effects and inhibition of cellseparation of cinnamic aldehydeon Bacillus cereus. Letters in Applied Microbiology, 2003, 37 (1): 61-65.

[250] Kim H O, Park S W, Park H D. Inactivation of Escherichia coli O157: H7 by cinnamic aldehyde purified from Cinnamomum cassia shoot. Food Microbiology, 2004, 21 (1): 105-110.

[251] 陈思东, 谭剑斌, 黄晓晖. 桂枝不同提取液对大肠杆菌的杀灭作用及其蒸馏液的消毒效果研究. 中医药研究, 2001, 17 (2): 53-55.

[252] 罗东辉, 王侠生, 章强强, 等. 肉桂醛和茴香醛抗糠秕孢子菌活性检测及电镜观察. 上海医科大学学报, 1999, 26 (1): 70-72.

[253] 谢小梅, 龙凯, 许杨, 等. 肉桂醛和柠檬醛对黄曲霉及烟曲霉细胞 DNA 与 RNA 的影响. 中草药, 2005, 36 (4): 558-560.

[254] 丁媛媛, 邱麟, 王四旺, 等. 桂皮醛治疗 CVB3 诱发的小鼠病毒性心肌炎研究. 医药导报, 2009, 28 (8): 970-974.

[255] 唐伟军, 卢新华, 周大现, 等. 桂枝镇痛效应的药理学研究. 郴州医学高等专科学校学报, 2003, 5 (1): 14-16.

[256] 徐明, 余璐, 丁媛媛, 等. 桂皮醛对麻醉大鼠降血压作用的实验研究. 心脏杂志, 2006, 18 (3): 272-276.

[257] 黄敬群, 罗晓星, 王四旺, 等. 桂皮醛对抗血小板聚集和血栓形成的特点. 中国临床康复, 2006, 10 (31): 34-36.

[258] 黄敬群. 桂皮醛抗血栓和抗肿瘤作用的体内研究. 西安: 第四军医大学, 2006.

[259] 聂奇森, 滕建文, 黄丽, 等. 桂枝中抗过敏活性成分的研究. 时珍国医国药, 2008, 19 (7): 1594-1596.

[260] 徐淑梅, 何津岩, 等. 桂枝对致痫大鼠海马 CA1 区诱发场电位的影响. 中草药, 2001, 32 (10): 916-918.

[261] 黄敬群, 罗晓星, 王四旺, 等. 桂皮醛抗肿瘤活性及对 S180 荷瘤小鼠免疫功能的影响. 中国临床康复, 2006, 10 (11): 107-110.

[262] 黄敬群, 王四旺, 罗晓星, 等. 桂皮醛对裸鼠人胃癌细胞移植瘤生长及凋亡的影响. 解放军药学学报, 2006, 22 (5): 343-346.

[263] Moon K H, Pack M Y. Cytotoxicity of Cinnamaldehyde on leukemia L1210 cells. Drug Chem ToxicoL, 1983, 6 (6): 521-535.

[264] Hyeon Ka, Hee - Juhn Park, Hyun - Ju Jung, et al. Cinnamaldehyde induces apoptosis by RO - mediated mitochondrial permeability tnmifion in human promydocytic leukemia HIL - 60 cells. Cancer Lett, 2003, 196 (2): 143 - 152.

[265] 吴艳, 仲少敏, 赵俊郁, 等. 中药桂枝抑制黑素生成的作用机制研究. 中国皮肤性病学杂志, 2006, 20 (1): 10 - 12.

[266] 洪寅, 仇凤梅, 管家齐, 等. 桂枝不同提取物对小鼠良性前列腺增生的影响. 中国中医药科技, 2007, 14 (2): 104 - 105.

[267] 赵京霞, 李萍, 黄启福, 等. 桂皮醛对 NIH3T3 细胞增殖和细胞周期的影响. 北京中医药大学学报, 2006, 29 (12): 823 - 825.

[268] Ohta T, Watanabe K, Moriya M, et al. Analysis of the an timutagenic effect of cinnamaldehyde on chemically induced mutagenesis in Escherichia, coli, Mol Gen Geneu 1983, 192 (3): 309 - 315.

[269] Kamiya K, Yoshioka K, Saiki Y, et al. Triterpenoids and flavonoids from Paeonia lactiflora. Phytochemistry, 1997, 44 (1): 141 - 144.

[270] Miyazawa M, Maruyama H, Kamecka H. Essential oil constituents of ' paeoniae radix' Paeonia laetiflora Pall. Agric Biol Chem, 1984, 48 (11): 2847 - 2849.

[271] 梁曼若, 刘倩娴, 辛达愉, 等. 白芍的抗炎免疫药理作用研究. 新中医, 1989, 21 (3): 51.

[272] 张春红, 冯少华, 廖雪珍, 等. 白芍颗粒与白芍煎剂药效及毒性的对比性研究. 中华实用中西医杂志, 2006, 23 (19): 2844 - 2846, 2850.

[273] 黄黎明, 石鹏, 王喜习. 白芍提取物对 IgA 肾炎小鼠的治疗作用. 中药材, 2003, 26 (2): 109 - 111.

[274] 王志坚. 白芍总苷对正常人与类风湿关节炎患者单核细胞和淋巴细胞功能的影响. 中国药理学通报, 1994, 10 (3): 197.

[275] 王斌. 白芍总苷对佐剂性关节炎大鼠的免疫调节作用及其与一氧化氮关系的研究. 中国免疫杂志, 1996, 12 (2): 104.

[276] 徐萍, 刘胜武, 杨敬宁, 等. 白芍总苷对类风湿关节炎外周血单个核细胞表达趋化因子的影响. 郧阳医学院学报, 2008, 27 (4): 331 - 333.

[277] 徐红, 窦学荣, 王伯松. 白芍总苷对兔佐剂性关节炎滑膜细胞增殖的影响. 泰山医学院学报, 2007, 28 (2): 2007.

[278] 张泓, 魏丈树, 陈敏珠, 等. 白芍总苷的免疫调节作用及机制. 中国药理学与毒理学杂志, 1990, 4 (3): 190 - 193.

[279] 周辉, 张安平, 陈敏珠, 等. 白芍总苷对应激大鼠下丘脑 - 垂体 - 肾上腺轴和免疫功能的调节. 中国药理学通报, 1994, 10 (6): 429 - 432.

[280] 孙岩, 李殿俊, 邹小明, 等. 白芍总苷抑制大鼠心脏移植术后血清白细胞介素 2 水平. 中华器官移植杂志, 2007, 28 (12): 750 - 751.

[281] 于慧敏, 聂英坤, 王珲璐. 白芍总苷对膝骨性关节炎患者血清一氧化氮和白细胞介素 - 1β 水平的影响. 哈尔滨医科大学学报, 2007, 41 (5): 455 -

456，459.

[282] 周玲玲，魏伟，沈玉先，等. 白芍总苷对小鼠系统性红斑狼疮样改变的保护作用. 中国药理学通报，2002，18（2）：175－177.

[283] 梁小红. 白芍总苷对系统性红斑狼疮患者 IL－8、TNF－α 和 INF－α 表达的影响. 中国现代药物应用，2008，2（24）：64－66.

[284] 王兴旺，魏伟，陈敏珠，等. 白芍总苷调节小鼠免疫功能的机理. 中国药理学通报，1990，6（6）：363－366.

[285] 周辉. 白芍总苷对应激大鼠下丘脑－垂体－肾上腺轴和免疫功能的影响. 中国药理学通报，1994，10（6）：429.

[286] 高本波. 丹皮总苷和白芍总苷对自由基清除作用的影响. 潍坊医学院学报，1996，18（1）：43.

[287] 王斌，姚余有，周爱武，等. 白芍总苷对佐剂性关节炎大鼠关节损伤的保护作用. 中国药理学与毒理学杂志，1996，10（3）：211.

[288] Cruzd D. Testing for auto immunity in humans. Toxicol Left，2002，127（1）：93－100.

[289] Firestein GS，Yeo M，Zvaifler NJ. Apoptosis in rheumatoid arthritis synovium. J Clin Invest，1995，96：1631－1638.

[290] Zhu L，Wei W，Zheng YQ. Effect and mechanism of action of total glucosides of paeony on synoviocytes from rats with collagen－induced arthritis. Acta Pharmaceutica Sinica，2006，41（2）：166－170.

[291] Zhu L，Wei W，Zheng YQ，et al. Effects and mechanisms of total glucosides of paeony on joint damage in rat collagen－induced arthritis. Inflamm Res，2005，54（5）：211－220.

[292] 贾晓益，魏伟，郑咏秋. 白芍总苷对胶原性关节炎滑膜组织中 Bcl－2、Bax 表达的影响. 安徽医科大学学报，2006，41（2）：143－146.

[293] 李俊，梁君山，周爱武，等. 白芍总苷对 B 淋巴细胞增殖和白介素 I 生成的调节作用. 中国药理学与毒理学杂志，1994，8（1）：53.

[294] 魏伟，梁君山，周爱武，等. 白芍总苷对白介素产生的影响. 中国药理学通报，1989，5（3）：176.

[295] 王志坚，万军梅，陈敏珠，等. 白芍总苷对正常人与类风湿性关节炎患者单核细胞和淋巴细胞功能的影响. 中国药理学通报，1994，10（3）：197－200.

[296] 王文君，王培训，梁瑞燕. 白芍苷 R1 体外抗细胞增殖活性初步研究. 广州中医药大学学报，2005，22（1）：53－55.

[297] 王世宏，魏伟，许杜娟，等. 白芍总苷对 HepG2 细胞增殖的抑制作用. 安徽医科大学学报，2006，41（5）：547－549.

[298] 王世宏，魏伟，许杜娟，等. 白芍总苷对 SMMC－772 细胞增殖的抑制作用. 安徽医药，2006，10（1）：8－9.

[299] 蔡玉文，李玉兰，赵磊. 白芍总苷对实验性肝癌淋巴细胞酶活性的影响. 辽

宁中医杂志, 1999, 26 (6)：285 - 287.

[300] 韩凌, 王培训, 赖小平. 白芍总苷对大鼠小肠上皮细胞株 IEC - 6 基因表达谱影响的研究. 中华实用中西医杂志, 2005, 8 (18)：1240 - 1242.

[301] 石鹏. 白芍总苷对大鼠主动型 Heymann 肾炎的作用. 第四军医大学学报, 2005, 26 (18)：1661 - 1663.

[302] 王永祥, 陈敏珠, 徐叔云. 毫白芍芍药总苷的药理作用. 安徽医科大学学报, 1986, 21 (1)：11.

[303] 张安平, 陈敏珠, 徐叔云. 白芍总苷对大白鼠睡眠节律性影响. 中国药理学通报, 1993, 9 (6)：454 - 458.

[304] 吴春富. 白芍总苷的镇静作用. 中药通报, 1985, 10 (6)：43 - 44.

[305] 张雄飞, 竹剑平. 白芍提取物对小鼠改善睡眠的影响. 当代医学, 2008, 142：33 - 34.

[306] 营谷爱子. 芍药的药理及药效. 国外医学·中医中药分册, 1992, 14 (5)：15.

[307] 张艳, 明亮, 王瑜, 等. 白芍总苷的抗惊厥作用. 中国药理学通报, 1994, 10 (5)：372 - 374.

[308] 王永祥, 陈敏珠, 徐叔云. 白芍总苷的镇痛作用. 中国药理学与毒理学杂志, 1988, 2 (1)：6 - 9.

[309] 欧阳勇. 白芍醇提液抗炎镇痛作用研究. 数理医药学杂志, 2008, 21 (5)：600 - 602.

[310] 李金才. 白芍食疗的回顾与展望. 中药通报, 1987, (8)：54.

[311] 高木敬次郎, 原田正敏. 芍药的药理学研究. 药学杂志, 1969, 89 (7)：879.

[312] 倪建伟. 日本药学会 112 次会议论文摘要.

[313] 明亮, 马传庚. 白芍总苷对小鼠学习记忆行为的影响. 安徽医科大学学报, 1993, 28 (1)：19 - 22.

[314] 周丹, 韩大庆. 白芍、赤芍及卵叶芍药滋补强壮作用的研究初探. 吉林中医药, 1993, (2)：38 - 39.

[315] 龙子江, 李中南, 宿李兰, 等. 白芍活血化瘀作用的现代药理实验研究. 安徽中医学院学报, 1984, (2)：42.

[316] 王钦茂, 李萍, 唐丽霞, 等. 芍药总苷对心血管的作用. 中国药理学通报, 1986, (5)：26.

[317] 王永祥, 陈鹏, 徐叔云. 白芍总苷降低小鼠和大鼠体温作用及其机制初步探讨. 中国药理学通报, 1988, 4 (3)：154.

[318] 杨耀芳, 王钦茂, 樊彦, 等. 白芍总苷对大鼠血小板聚集的影响. 安徽中医学院学报, 1993, 12 (1)：51 - 52.

[319] 祝晓光, 韦颖梅, 刘桂兰, 等. 白芍总苷对急性心肌缺血的保护作用. 中国药理学通报, 1999, 15 (3)：252 - 254.

[320] 吴华璞，祝晓光. 白芍总苷对大鼠局灶性脑缺血的保护作用. 中国药理学通报, 2001, 17 (2)：223-225.

[321] 高本波，戴俐明，徐书云. 丹皮总苷和白芍总苷对红细胞保护作用的比较 [M]. 中国药理学通报, 1992, 8 (3)：202-205.

[322] 木村正康. 芍药甘草汤对骨骼肌松弛作用的机制. 国外医学·中医中药分册, 1983, (6)：21.

[323] 细野史郎. 汉方の临床, 23 (9)：515.

[324] 李怀荆，郭忠兴，陈晓光，等. 甘草、白芍及合用对在体兔肠管运动的影响. 中成药, 1993, 15 (5)：45.

[325] 孙秀梅，张兆旺，张学兰. 白芍不同炮制品的成分分析及对离体兔肠活动的影响. 中国中药杂志, 1990, (6)：24.

[326] 杨小军，李建军，轩原清史，等. 白芍总苷对豚鼠结肠平滑肌 M 受体作用的研究. 南京医科大学学报, 2002, 22 (1)：22-24.

[327] 杨小军，李建军，轩原清史，等. 白芍总苷对豚鼠结肠平滑肌作用机制的研究. 中国中西医结合消化杂志, 2002, 10 (3)：151-153.

[328] 刘亚光. 从分子生物学角度探讨中药作用原理. 新中医, 1979, (1)：50.

[329] 孙宏治，高丽君，赵国华，等. 白芍对膀胱引流式犬胰腺移植 Oddi 括约肌功能的影响. 辽宁中医杂志, 2007, 34 (5)：685-686.

[330] 戴俐明，陈学广，徐叔云. 白芍总苷对实验性肝炎的保护作用. 中国药理学通报, 1993, 9 (6)：449-453.

[331] 周艳丽，张磊，刘维. 白芍总苷对雷公藤多苷片所致小鼠急性肝损伤保护作用的实验研究. 天津中医药, 2007, 24 (1)：61-62.

[332] 于习民. 银花白芍饮对乙肝病毒的灭活试验. 中国中医药科技, 1998, 5 (5)：331.

[333] 李瑞麟，马勇，魏伟，等. 白芍总苷治疗四氯化碳致大鼠肝纤维化的作用与其影响肝星状细胞功能的关系. 中国新药杂志, 2007, 16 (9)：685-689.

[334] 郑琳颖，潘竞锵，吕俊华. 白芍总苷对脂肪肝大鼠增强胰岛素敏感性及抗脂肪肝作用. 中国中药杂志, 2008, 33 (20)：2385-2390.

[335] 罗小泉，杨武亮，周至明. 白芍的研究进展. 中国现代实用医学杂志, 2004, 3 (19-20)：37-39.

[336] 周丹，韩大庆，刘静，等. 白芍、赤芍及卵叶芍滋补强壮作用的研究. 吉林中医药, 1993, (2)：38.

[337] 邵继红，韩珍，杨艳，等. 白芍抗抑郁作用的实验研究. 宁夏医学杂志, 2008, 30 (6)：490-491.

[338] 覃俊佳. 中国实验方剂学杂志, 1997, 3 (3)：32.

[339] 覃俊佳，覃平，罗宇东，等. 白芍泻下作用机制的实验研究. 中国中医药科技, 1998, 5 (3)：155-157.

[340] 周登余，徐星铭，戴宏，等. 白芍总苷对大鼠系膜增生性肾小球肾炎的保护

作用. 安徽医科大学学报, 2006, 41 (2): 146 – 149.

[341] 方芳, 吴永贵, 董婧, 等. 白芍总苷对糖尿病大鼠肾小管间质损伤的保护作用及机制. 中国药理学通报, 2008, 24 (3): 369 – 373.

[342] 朱家恩, 白延斌, 蔺美玲, 等. 白芍对去卵巢大鼠体重、血脂及抗氧化能力的影响. 中国老年学杂志, 2009, 29: 135 – 137.

[343] 刘晓天, 汤汉芬, 须育方, 等. 中药成分芍药苷、苦参碱及氧化苦参碱对膜酶作用的初步研究. 中国药学杂志, 1993, 28 (11): 658.

第三章

小建中汤全方药理作用

一、抗急性肝损伤作用

徐成贺等[1]对小建中汤加五味子对 D – 氨基半乳糖致大鼠急性肝损伤模型的保护作用进行了观察,并初步探讨了其机制。选用小建中汤方加五味子煎汤浓缩作为酸辛甘剂,用五味子单煎浓缩作为纯酸味剂,取纯系 SD 大鼠灌胃 7 天,对照组用等量生理盐水灌胃。3 组均用致大鼠急性肝损伤的 D – 氨基半乳糖空腹一次注射。经观察各组均有不饮不食、活动减少、萎靡、嗜睡、遗尿等症状,部分后肢瘫痪,易激惹,临死前可见抽搐等。部分活动与饮食等恢复,两服药组较对照组为早。造型后 48 小时处死,取肝称重,并注意色泽质地。对照组多为土黄色,质脆;酸味组大多呈淡暗色,3 只呈土黄色;酸辛甘味组也多呈淡暗色。肝重、体重两服药组均高于对照组,但较正常组低。对照组存活率为 53.8%,酸辛甘组为 80.0%,酸味组为 100.0%。经病理组织学检查,可见对照组病变严重,大部分鼠肝呈广泛性坏死,以小叶中心为甚,而残留的及小叶边部肝细胞,则呈空泡变性,核被挤压在细胞的一边。在坏死区内高度扩张,并伴有单核及中性细胞浸润。肝药组肝病变明显轻于对照组,其中以酸甘辛组病变最轻,仅 1 例呈大面积性坏死,多数鼠肝呈嗜酸性变和空泡变性,而肝细胞仅呈点状或小灶性坏死。说明两服药组虽皆有保护肝细胞变性坏死及修复作用,但以配伍应用为佳。从处死大鼠后进行的胆红素、丙氨酸氨基转化酶、细胞形态、胞内脂肪代谢、细胞变性坏死的修复等生化病理检验说明酸辛甘配伍组优于纯酸味组,优于对照组。

实验结果显示,在急性肝损伤初期,应重用酸味,以补肝为主。随着病程延长,愈能显示根据配伍原则保肝用药的重要。

二、抗炎免疫作用

沈祥春等[2]以二甲苯所致小鼠耳廓肿胀及醋酸诱发小鼠血管通透性增高的炎症模型研究了小建中汤的抗炎作用,同时采用小鼠炭粒廓清实验和溶血空斑生成,观察小建中汤对免疫系统的作用。结果小建中汤各组、醋酸泼尼松组与模型组比较两耳重量差均有统计学意义（$P < 0.01$ 或 $P < 0.05$），实验结果提示小建中汤对二甲苯引起小鼠急性耳廓肿胀有明显的抑制作用。小建中汤高剂量组、醋酸泼尼松组对小鼠腹腔液中伊文思兰浓度较模型组明显减少（$P < 0.05$ 或 $P < 0.01$），小建中汤低剂量组具有抑制小鼠毛细血管通透性的趋势。提示小建中汤对醋酸所致毛细血管通透性的增加有显著抑制作用，但是作用弱于醋酸泼尼松。小建中汤大剂量组与空白对照组比较可明显增加小鼠吞噬细胞的廓清指数 K 值和吞噬指数 α 值（$P < 0.05$）。醋酸泼尼松组与空白对照组比较可明显降低小鼠吞噬细胞的廓清指数 K 值和吞噬指数 α 值，提示小建中汤可提高小鼠巨噬细胞的吞噬功能。与空白对照组比较小建中汤高剂量组可明显增加小鼠溶血空斑生成，A 值显著增加，与空白对照组比较有显著差异（$P < 0.05$）。醋酸泼尼松组与空白对照组比较可明显抑制小鼠溶血空斑生成，A 值显著降低，与空白对照组比较差异显著（$P < 0.01$），提示小建中汤对小鼠 B 细胞免疫具有促进作用。

吕奎源等[3]研究了复方小建中颗粒对二甲苯致小鼠耳廓肿胀及琼脂致小鼠足肿胀的作用，也证实了小建中颗粒对二甲苯致小鼠耳廓肿胀有抑制作用，同时对琼脂致足肿胀也有明显抑制作用。

三、对脾虚模型的作用

陶玲等[4]研究了小建中汤有无饴糖对实验性小鼠脾虚证模型影响的差别。以番泻叶脾虚证小鼠为实验对象，观察小建中汤有无饴糖对实验性脾虚小鼠的一般症状及粪便、体重变化、胃残留率、小肠推进率、脾及胸腺指数、肠组织形态变化的影响。成功造膜后给予小建中汤，第 3 天起给药组小鼠恢复正常成形大便，便溏、脱肛情况明显改善，活动增多，反应敏捷，皮毛基本恢复正常光泽，很少出现成群蜷缩；而模型组症状未见明显改善。小建中汤高、低剂量组及去饴糖高、低剂量组小鼠体重明显恢复，与模型组比较差异显著；小建中汤高、低剂量组与去饴糖高、低剂量组比较，未见显著性差异。提示小建中汤有无饴糖对脾虚证模型小鼠体重的影响无明显差异。去饴糖高、低剂量组及小建中汤高、低剂量组均可明显降低脾虚证小鼠胃内色素残留率、促进胃排空及小肠推进运动，但各给药组之间未见显著性差异。各给药组均可明显增加脾虚证小鼠胸腺、脾的重量，提高胸腺指数及脾指数，但各给药组之间并无显著性差异。经解剖，模型组小鼠空肠明显充气，肠壁变薄，黏膜重度糜烂；给药后，对空肠大体解剖形态均有一定的改善作用。正常对照组肠壁各层结构完好，黏膜上皮无变性、坏死、脱落及溃疡形成，腺体大小、形态、分布正常，肠壁全层未见炎细胞浸润。模型组浆膜及肌层缺失，黏膜变薄，黏膜上皮细胞变性、坏死、脱落，形成缺损，见大量炎细胞浸润，腺体有萎缩，肠腺减少。小建中汤高、低剂量及去饴糖高、低剂量组肠壁结构与形态基本接近正常组织，未见明显病理形态学改变。结果表明小建中汤中是否纳入饴糖均可改善脾虚模型小鼠的各项指征，二者无明显差异。

笔者还通过正交拆方研究，探讨了各药配伍对实验性脾虚模型肠推进率的影响[5]。结果以生姜、大枣的作用最为显著，桂枝作用次之，而白芍甘草药对具有一定的抑制肠推进的作用。

四、镇痛作用

陶玲等[5]采用正交实验设计交互作用分析了处方中配伍对镇痛作用的影响，给药容积为 20 mL/kg，各组动物依各自药物和剂量灌胃给药，1 次/天，连续 5 天。末次给后 1 小时，每只小鼠腹腔注射 0.6% 冰醋酸 0.2mL 致痛，记录致痛后 15 分钟各组内每只小鼠产生扭体的总次数。结果芍药甘草药对的镇痛作用最强，其次为桂枝、生姜、大枣的影响最小，但均具有较好的镇痛效果。

吕奎源等[3]分别用热板法和醋酸扭体法研究了小建中冲剂对小鼠的镇痛作用，结果表明本品可显著延长小鼠痛反应时间并能明显抑制醋酸引起的小鼠扭体反应。

五、抗溃疡作用

吕圭源等[3]研究了复方小建中颗粒的抗溃疡作用，分别研究了复方小建中颗粒对水浸应激性溃疡、药物致溃疡、盐酸致溃疡以及幽门结扎致溃疡的作用。结果如下。

（一）对水浸应激性溃疡的影响

小鼠雌雄各半，随机分组，每组 10 只。先灌胃给试药 1 次，禁食 24 小时，再灌胃受试药后，将小鼠固定在特制的架子上。浸入（22.5±0.5）℃水中。水位达小鼠颈部，8 小时后处死取胃，用 10 倍放大镜检查点状损害，计算出血点数为溃疡指数及溃疡抑制率。结果表明，本品 2～10g/kg 可明显抑制小鼠水浸应激性溃疡，抑制率接近于甲氰咪胍。

（二）对吲哚美辛加乙醇诱发溃疡的影响

小鼠雌雄各半，随机分组，每组 10 只。先灌胃受试药 1 次，禁食 24 小时，受试药物后 0.5 小时，灌胃吲哚美辛 10mg/kg，1 小时后灌胃 50% 乙醇 0.1mL/10g。再过 1 小时处死取胃。用 10 倍放大镜观测条状损害，测量其总长度（mm）为溃疡指数，计算溃疡抑制率。结果表明：本品可明显抑制吲哚美辛加乙醇诱发的溃疡，抑制率接近于甲氰咪胍。

（三）对 0.6mol/L 盐酸所致胃黏膜损伤的影响

大鼠雌雄近半，随机分组，每组 9 只。禁食 24 小时，灌胃受试药物 0.5 小时后，灌胃 0.6mol/L 盐酸 0.5mL/100g，再过 1 小时，处死取胃。先将 1% 的福尔马林液 10mL 注入胃内，并放入同一浓度的福尔马林液中固定，10 分钟后沿胃大弯剖开，洗去胃内容物后，将胃黏膜朝上平铺在一张白纸上，用 10 倍放大镜检查条索状损害，测量其长度（mm）作为溃疡指数，计算溃疡抑制率。结果表明，本品 4g/kg 及 10g/kg 均可明显抑制 0.6mol/L 盐酸引起的胃黏膜损伤。

（四）对幽门结扎溃疡的影响

大鼠雌雄各半，随机分组，每组 8 只。实验前先禁食 48 小时，自由饮水。在禁食期间，每日灌胃受试药 1 次。在乙醚麻醉下，按 shay 法结扎幽门，十二指肠注入受试药物，缝合腹壁后 18 小时处死大鼠，取胃，固定与剖洗方法同前。用 10 倍放大镜检查前胃部溃疡，参考 okabe 法计算溃疡指数和溃疡抑制率，结果表明，本品 4g/kg 及 10g/kg 均可明显抑制幽门结扎性溃疡的产生。上述实验结果表明小建中汤颗粒有明显的抗溃疡作用，与临床治疗胃及十二指肠溃疡引起的腹痛有密切关系，是小建中汤治疗腹痛、胃脘痛的药理依据之一。

参考文献

[1] 徐成贺，董小玉，何元惠，等. 酸辛甘与纯酸味药治疗因 D - 氨基半乳糖致大鼠急性肝损伤的实验研究. 河南中医，1995，15（2）：83 – 85.

[2] 沈祥春，陶玲，柏帅. 小建中汤抗炎免疫作用的实验研究. 时珍国医国药，2008，19（9）：2100 – 2101.

[3] 吕圭源，夏敏，吕焕军，等. 复方小建中冲剂药理研究. 中国医药学报，1997，12（4）：14 – 17.

[4] 陶玲，史琴，沈祥春. 小建中汤有无饴糖对实验性小鼠脾虚模型的作用研究. 中药药理与临床，2008，24（6）：12 – 14.

[5] 陶玲，柏帅，沈祥春. 小建中汤组方配伍效应规律分析. 时珍国医国药，2009，20（1）：92 – 94.